儿童哮喘知多少
给家长的哮喘防治指南

李燕宁　张桂菊◎主审

劳慧敏◎主编

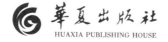

华夏出版社

HUAXIA PUBLISHING HOUSE

图书在版编目（CIP）数据

儿童哮喘知多少：给家长的哮喘防治指南 / 劳慧敏主编. -- 北京：华夏出版社
有限公司，2025.1

ISBN 978-7-5222-0454-3

Ⅰ. ①儿… Ⅱ. ①劳… Ⅲ. ①小儿疾病－哮喘－防治－指南
Ⅳ. ①R725.6-62

中国国家版本馆 CIP 数据核字(2023)第 013068 号

儿童哮喘知多少：给家长的哮喘防治指南

主 编	劳慧敏	
责任编辑	梁学超 颜世俊	
出版发行	华夏出版社有限公司	
经 销	新华书店	
印 刷	三河市少明印务有限公司	
装 订	三河市少明印务有限公司	
版 次	2025 年 1 月北京第 1 版	
	2025 年 1 月北京第 1 次印刷	
开 本	710×1000 1/16 开	
印 张	14.5	
字 数	168 千字	
定 价	59.00 元	

华夏出版社有限公司 地址：北京市东直门外香河园北里 4 号　邮编：100028
网址：www.hxph.com.cn　电话：（010）64663331（转）

若发现本版图书有印装质量问题，请与我社营销中心联系调换。

编委会名单

主　审　李燕宁　张桂菊

主　编　劳慧敏

副主编　李志颖　韩成恩　贾广媛

编　委（按姓氏笔画排序）

于东晓	王晓（B）	王亚慧	王金娟
王梦然	刘　欣	刘艳红	杨晓玲
李　莉	李　琳	李　璇	李成刚
李凯峰	宋　哲	张　恒	张靖译
周　旭	郎青菊	赵兴友	姚　敏
候环环	黑白平	焦　阳	路瑞凝

目录 contents

第六章
中医药治疗儿童哮喘效果卓著 **153**

第一章
儿童哮喘那些事儿

咳嗽三顿便是喘吗

俗话说，"咳嗽三顿便是喘"，这是真的吗？为了辨别这句话的真假，首先请大家来了解一下什么是"哮喘"。

哮喘是一种反复发作性疾病，是当今世界最常见的慢性疾病之一。近年来，儿童哮喘患病率逐年上升，严重影响儿童青少年的学习、生活，甚至生长发育。哮喘患儿表现为反复发作的喘息、气促、胸闷和咳嗽等症状，多在夜间、凌晨或运动后发生或加重。严重者呼吸困难，不能平卧，甚至端坐呼吸、张口抬肩、唇口紫绀。听诊时可以听到哮鸣音，细心的家长耳朵贴在患儿胸部也会听到"吱吱"的喘息声，严重者喉中哮鸣，声如拽锯。汉代张仲景在《金匮要略·肺痿肺痈咳嗽上气病脉证治第七》篇所言"咳而上气，喉中水鸡声"，多数患儿经治疗缓解或自行缓解，但往往反复发作。每次发作自数分钟至数日，间隔数日或数月一次，有的则可数年不发。缓解期与常人无异，但可有气道高反应性。

哮喘的本质是气道的慢性炎症和气道高反应性。这种炎症不同于常见的细菌、病毒感染所致的炎症，参与反应的炎症细胞、反应机制不同。哮喘的炎症是变态反应性炎症，俗称"过敏性炎症"。因此，老百姓所说的"消炎药"是不能治疗哮喘的。当然，如果哮喘伴有细菌感染，则是可以用的。另外，患儿的气道对各种刺激高度敏感，当遇到各种诱发因素时，极易引起支气管平滑肌收缩，管腔内壁黏膜因炎症而肿胀，同时，管腔内分泌物增多。这些因素叠加在一起，引起支气管管腔狭窄、通气不畅、气流呼出受限，患儿出现咳嗽、喘息、胸闷，甚至呼吸困难、唇口紫绀等缺氧表现。

说了这么多，到底什么是哮喘呢？

支气管哮喘的定义是，多种细胞（如嗜酸性粒细胞、肥大细胞、T淋巴细胞、中性粒细胞及气道上皮细胞等）及细胞成分共同参与的气道慢性炎症性疾病。当然，哮喘的气道炎症是逐渐发生的，经过一段时间，"从量变到质变"，进而出现临床表现。这也是"咳嗽三顿便是喘"的由来。

什么是气道高反应性

前文说了支气管哮喘的本质之一是气道高反应性。那么，什么是气道高反应性呢？

气道高反应性（AHR），又称支气管高反应性（BHR），是指气道对多种刺激因素所表现出来的异常敏感和过度反应。具体而言，当气道受到某种刺激时，会出现明显的缩窄。在正常个体中，这类刺激通常不会引起显著反应或仅引起轻微反应。而在哮喘患儿中，这类刺激则会导致明显的支气管狭窄。

存在气道高反应性的患儿一旦接触到外界的微弱刺激，例如冷空气、烟雾、煤气味等，就会发生支气管收缩，甚至持续痉挛，造成哮喘发作。这种例子生活中不胜枚举，打个比方说，李雷和韩梅梅同行，李雷是哮喘患者，韩梅梅是健康人，突然来一股冷空气，李雷会出现打喷嚏、流鼻涕，甚至感到呼吸困难，而韩梅梅却感到空气很新鲜，很舒服。这就表明两个人的气道对同一外界环境的反应性不同，韩梅梅的气道反应性正常，而李雷则可能存在气道高反应性，故对外界的刺激很敏感。

通常，哮喘患儿气道高反应性都呈升高状态，且可直接反应支气管哮喘的严重程度。需要注意的是，并非有 AHR 的人都是哮喘患儿，过敏性鼻炎、病毒性呼吸道感染等也有短时期的 AHR。

目前认为，AHR 与气道的慢性炎症程度密切相关。当患儿接触过敏原或病毒感染时，由于多种炎症细胞、炎症介质和细胞因子的参与，使患儿气道黏膜受损，甚至脱落，细胞间隙扩大，上皮组织内感觉神经末梢暴露。此时，患儿对外界的各种刺激变得异常敏感，如过敏原、冷空气、刺激性食物、烟雾或运动等。一些非特异性刺激因素便可引起患儿气道的黏膜肿胀、分泌物增多、平滑肌痉挛，而使患儿出现喘息。炎症细胞分泌的炎症介质及细胞因子可加重 AHR，随着炎症被控制，AHR 可降低甚至恢复正常，表明气道炎症和 AHR 是一种伴随关系。

另外，神经、精神因素及遗传和环境因素、低渗或高渗溶液等理化因素与 AHR 的发生也有密切关系。

喘息还是哮喘？傻傻分不清

"医生，我孩子睡觉的时候喘气特别粗，有时候能听到孩子的喉咙中吱吱作响，是得哮喘了吗？"

在门诊，经常有患儿家长问到类似的问题。在回答这个问题之前，我们首先来弄懂两个词："哮喘"和"喘息"（见表1-1）。

哮喘，是一种疾病。它的发病机制非常复杂，目前多认为它是由多种炎性细胞及细胞成分共同参与的气道慢性炎症性疾病。这种慢性炎症引起气道高反应性，导致患儿反复出现喘息、气短、胸闷和（或）咳嗽等症状，尤其在夜间或早晨。上述症状常伴有广泛的、多变的、可逆的气道阻塞，可自行缓解，或经治疗后缓解。

喘息，是一种呼吸困难的症状，因内在的或外在的刺激，导致呼吸道狭窄或阻塞，肺功能下降。其主要表现为咳嗽、胸闷、气促、哮鸣等。

表1-1　哮喘与喘息的比较

		哮喘	喘息
不同点	分类	疾病	症状
	频率	反复发作	偶发或反复发作
	机理	慢性炎症和气道高反应性	受刺激导致的气道狭窄或阻塞
	原因	由变应源引起，可受环境、药物、情绪等促发	呼吸系统、循环系统疾病，脑病，中毒等可伴见
共同点		均可表现为咳嗽、气促、胸闷、喘息、呼吸困难等	

因此，判断孩子是不是得了哮喘，不能仅凭一次喘息发作而下定论。

如何早期预测哮喘

由于哮喘的发病机制较为复杂，仅根据患儿的病史、肺功能检查、过敏状态检测，很难确诊哮喘。哮喘的诊断强调结合年龄特点、注重不同表型，并应用排除性诊断标准。这些都是临床医生常规考虑的事项。作为家长，虽然不需要掌握如此艰涩的专业术语，但如果想早期判断孩子是否患哮喘，凭的可不是掐指一算。

在判断孩子是否患了哮喘时，家长们可以通过哮喘的一个关键的发病特点——"症状反复发作"来判断。以下几点可以帮助家长们对孩子的情况进行初步判断。

◇ 反复发作的喘息，1年 ≥ 4次。

◇ 运动后诱发喘息。

◇ 与感染无关的夜间咳嗽或喘息。

◇ 喘息发作持续到3岁以上。

◇ 喘息伴有特应性皮炎病史或相关家族史。

◇ 使用治疗哮喘药物有效，停药后又复发。

喘息会发展成为哮喘吗？特别是对3岁以下的婴幼儿来说，喘息是很常见的临床表现，但是否是喘息或将来发展为哮喘的概率有多大，可能是家长甚至是医生都感到困扰的问题。国外曾有研究者提出了针对3岁前出现喘息症状的儿童，评估其儿童期发展为哮喘的预测指数（API）。该指数经过后续的修订与完善，已被纳入《儿童支气管哮喘诊断与防治指南》。对于 3 岁以下儿童，一年内喘息发作 4 次，若 API 阳性，在 6~13 岁发展为哮喘的概率为 77%；若 API 阴性，在 6~13 岁发展为哮喘的概率仅为 3%，与普通人群患病率相差无几。对于 API 阳性患儿，建议按哮喘规范治疗。

API 阳性通常是指，具有 1 项主要危险因素或 2 项次要危险因素。

主要危险因素有：

◇ 父母有哮喘家族史。

◇ 经医生诊断的特应性皮炎。

◇ 有对哮喘过敏原致敏的依据。

次要危险因素有：

◇ 有食物过敏的依据。

◇ 外周血嗜酸性粒细胞 > 4%。

◇ 与感冒无关的喘息。

哪些疾病会出现喘息呢

除了哮喘以外，还有哪些常见的疾病会出现喘息呢？临床常见的有毛细支气管炎，气管、支气管异物，先天性喉喘鸣，气管、支气管软化症等。

临床上少见的下述疾病，如胃食管反流、心源性哮喘、声带功能异常、肺嗜酸性粒细胞增多症，变应性肉芽肿性血管炎等，也会出现喘息的表现。当然，对这些疾病的鉴别诊断，需要由专业的医务人员进行。

下面简单说一下这些疾病和哮喘的区别。

1. 毛细支气管炎

毛细支气管炎是一种主要由病毒感染所引起的呼吸系统疾病，好发于秋冬季，主要影响 2 岁以内的婴幼儿，特别是 6 月龄的婴儿为高发人群，一般首次发作表现为喘息症状。本病常见的病毒包括呼吸道合胞病毒（RSV）、腺病毒（ADV）、副流感病毒（PIV）、流行性感冒病毒，部分患儿可由肺炎支原体感染致病。

该病临床特点为起病急、喘息、喘憋明显、呼吸困难、发绀、鼻翼煽动、三凹征及肺部哮鸣音等。症状轻重不等，较重者病情发展快，易出现心力衰竭、呼吸衰竭。血常规检查可能提示白细胞总数正常或略有下降；病情重者，血气分析可见呼吸衰竭的表现，胸部 X 射线检查表现为全肺不同程度的阻塞性肺气肿、支气管周围炎征象。病程一般为 5~15 日，平均为 10 日。在咳喘发生后 2~3 日，部分患儿可能在 3~5 日以内，病情常较为严重，这也能解释好多家长的疑问——为什么孩子住院以后症状越来越重了。本病治疗以对症、抗病毒治疗为主。

为什么婴幼儿容易出现本病呢？这主要是由婴幼儿毛细支气管的生理结构特点所致。其管腔狭窄，周围弹力纤维发育不完善，且纤毛运动较差。当病毒感染时，气道黏膜充血、肿胀，引起气管狭窄，阻力增加；同时，分泌物增多、越发黏稠，纤毛运动功能亦较差，使得分泌物不易排出，临床可出现喘鸣症状。痰较多时，可并发下气道阻塞，继而引起肺气肿或肺不张。

毛细支气管炎一般发病年龄较小，且为第一次喘息发作，根据临床表现不难与婴幼儿哮喘进行鉴别。但也有部分患儿在第一次患毛细支气管炎后，反复发生喘息超过3次，并排除其他疾病引起的喘息，经长期随访观察，最终发展为哮喘。

2. 气管、支气管异物

这类情况好发于婴幼儿及学龄前期儿童，以婴儿最为多见，主要由于异物吸入堵塞气道而引发喘息。可依据以下内容与哮喘鉴别。

① 经仔细询问病史可知，患儿多有异物吸入史。

② 临床表现为异物吸入后剧烈呛咳、喘息、气促、憋气、紫绀等症状。

③ 查体可闻及吸气性喘鸣音、气管拍击音、呼气相延长、堵塞侧呼吸音减低等。

④ 胸部 X 射线检查提示阻塞性肺气肿或肺不张，影像可见吸气相纵隔变宽或纵隔随呼吸摆动。必要时可行肺 CT 气道三维重建，或纤维支气管镜检查。

⑤ 对支气管扩张剂无效。

3. 喉软骨软化病

又称先天性喉喘鸣，是由于喉部软骨发育不良，支撑力弱，在吸气时喉部组织陷入声门而致喉部狭窄，产生吸气性呼吸困难和吸气性喉喘鸣。患儿初生时可无症状，多在出生后 7~14 天，或经历呼吸道感染后逐渐出现。轻者于哭闹或呼吸增强时出现，安静、被抱起时可消失；重者持续存在。喉喘鸣一般于 6 个月至 2 岁时逐渐消失。轻者对身体无影响；重者因长期呼吸困难、缺氧，可影响患儿身体发育，如出现鸡胸、漏斗胸，且易出现反复呼吸道感染，故需注意养护。本病表现为吸气性喉喘鸣，支气管扩张剂治疗无效，影像学检查肺部无异常，是与哮喘的鉴别点。喉镜检查或气道造影可确诊本病。

4. 气管支气管软化症

其发病原理同先天性喉喘鸣，是由于患儿气管或支气管缺乏应有的软骨硬度和支撑力，呼气时管腔塌陷，造成通气不畅而产生高调、单音性喘鸣，可持续存在较长时间，是婴幼儿及儿童顽固性咳嗽的病因之一。本病分为原发性和继发性的，以原发性的多见，继发性气管支气管软化症多是由于管外压迫所致，临床较为少见。

目前，本病多采用刘玺诚教授"气管软化分度标准"分度如下：管径内陷 ≥ 1/3 且 < 1/2 为轻度，内陷 ≥ 1/2 且 < 4/5 为中度，内陷 ≥ 4/5 接近闭合为重度。患儿年龄不同，临床表现也不尽相同。轻度表现为咳嗽、吼喘；中度表现为与感染相关的疾病，如毛细支气管炎、迁延难治性肺炎；重度则多有痰潴留、呼吸道梗阻、呼吸停止甚至心脏停搏。目前，本病的诊断主要依据气管镜检查。

大部分气管支气管软化症是自限性疾病，多数患儿 2 岁前呼吸系统发育完善，症状、体征逐渐改善。对支气管扩张剂是否有效，是本病与哮喘的鉴别点。

5. 胃食管反流

胃食管反流是指胃内容物频繁地逆流到食管内而引起的一系列临床症状，如上腹部疼痛不适、胃灼热感、泛吐酸水、胸骨后灼痛等。患儿由于胃食管反流症状不典型，可表现为慢性咳嗽或反复喘息。需要注意的是，胃食管反流也是哮喘的诱发因素之一，且胃食管反流程度愈高，哮喘发生率愈高。胃食管反流不仅可能引起喘息症状，也会加重气道阻塞，从而导致哮喘控制水平不良。可采用腹部超声、胃镜、食管 24 小时 pH 值监测等帮助鉴别诊断。

6. 心源性哮喘

本病是由左心功能衰竭导致肺淤血，患者发生缺氧而出现频繁咳嗽、呼吸困难、哮鸣音等，多见于老年人，在儿童群体中，这类表现可见于急慢性肾炎、左向右分流型先天性心脏病、二尖瓣狭窄等。除了结合病史、心脏体检有器质性杂音外，心电图、心脏彩色多普勒超声检查、胸部 X 射线检查、CT 透视等检查也有助于本病与哮喘相鉴别。

哮喘发作有前兆吗

如果血压高了，患者往往会怎样表达？头痛。那么，儿童哮喘发作会出现什么情况？

我们知道，成年人哮喘发作往往有明确的先兆，而且成年人可以预测判断。儿童则不然，其早期症状往往不典型，且仅出现轻度的不适症状时，儿童自身很难正确地描述。而且儿童发病传变迅速，常常使得家长猝不及防。

其实，儿童哮喘发作也有一些预兆。了解这些预兆，能帮助家长及时采取措施防止患儿哮喘向更严重的程度发展。哮喘患儿出现下列情况时，均提示有发作的可能。

① 患儿发作前 1~2 天曾有上呼吸道过敏的症状，包括鼻痒、鼻塞、喷嚏、流清涕等过敏性鼻炎症状，以及眼痒、眼部异物感等过敏性结膜炎症状。婴幼儿尚无法使用言语表达不适，常表现为揉眼睛、揉鼻子等。

② 年长患儿还可能诉说有胸闷、咽痒等症状。

③ 咳嗽，是哮喘患儿最常见的先兆症状。或慢性咳嗽，在夜间、清晨活动后发作；或持续干咳。超过 50% 的哮喘患儿，主要症状是咳嗽。感冒或其他疾病恢复后，可能会出现咳嗽症状迁延不愈，使哮喘症状加重。然而，在传统哮喘症状中，仅有慢性干咳被认为并不常见。但是，当出现持续咳嗽而无过量黏液时，可能是咳嗽变异性哮喘（CVA）。

④ 叹息或快速呼吸、呼吸急促是哮喘的典型症状。快速呼吸是一种不常见的哮喘症状，也可能以持续叹息或打哈欠的形式出现，甚至哮喘患儿没有意识到自己在做的这个动作。尽管叹息常由压力或焦虑引起，但其偶尔也是哮喘的征兆。

⑤ 易疲劳。患儿呼吸比平时加快，易上气不接下气，说话不连贯等；或者出现运动困难。家长们普遍存在一个误解，即哮喘患儿不能或不应该运动。运动性哮喘是哮喘的一个亚型，体力劳动可诱发气道收缩和炎症。某些高强度锻炼（包括运动）需要深而快地呼吸，也可以引发哮喘症状，但不应该因此而限制哮喘管理良好的患儿合理运动。

⑥ 入睡困难。未得到良好管理的哮喘患儿可能会出现睡眠困难，例如失眠。睡眠期间，气道通气功能下降，哮喘患儿尤为明显。可以通过减少睡眠环境中的诱发因素，如花粉、尘螨、动物皮屑，进

而改善患儿睡眠质量。

⑦ 哮喘患儿突然接触刺激性气体、冷空气，或运动过度、情绪剧烈波动时，要警惕哮喘发作。

⑧ 面部或咽喉发痒。一些哮喘患儿除了出现较为常见的喘息和咳嗽症状外，还可能出现面部和咽喉发痒。这些瘙痒感觉与哮喘本身无关，而是由过敏引起。如果是过敏原诱发的哮喘症状，可能是过敏性哮喘。

⑨ 焦虑和情绪化。哮喘症状可能会影响患儿情绪，出现焦虑不安，注意力不集中。焦虑症也可能诱发哮喘病，出现恶性循环。

⑩ 气候变化时，特别是时令交替之时，如春分、立夏、秋分、冬至前后，或者"春应温而反寒，夏应热而反凉，秋应凉而反热，冬应寒而反温"，非其时而有其气，往往是哮喘容易发作的时期。在好发季节，患儿也易出现烦躁不安、少动、精神不振、头晕、头胀等表现。

另外，如果家中备有简易的肺功能仪，当监测发现患儿肺功能的数值降到 80% 以下（正常值为 80% 以上）时，家长须格外当心。如果数值只有 50%、60%，说明患儿情况不佳，随时面临哮喘发作。

当出现下列情况时，家长需要尽快带患儿去医院就医。

◇ 说话困难。

◇ 呼吸时鼻孔张大。

◇ 嘴唇和指甲变灰或紫绀。

◇ 呼吸时颈部周围和肋间的皮肤内陷。

◇ 心跳或脉搏非常快。

◇ 走路不稳。

◇　支气管舒张剂作用持续时间变短，或完全不能缓解，呼吸仍急促、困难。

哮喘为什么经常夜间发作或加重

细心的家长可能都有这种体会，孩子白天还是偶尔咳嗽，一到晚上，就喘起来。哮喘多在夜间发作或加重，这是为什么呢？原因主要有以下几点。

夜间迷走神经兴奋性改变会促使哮喘夜间加重。呼吸道的主要副交感神经是迷走神经，人在睡眠状态时，迷走神经兴奋，作用于支气管平滑肌，使平滑肌收缩、腺体分泌增加，并使血管充血、黏膜肿胀，从而导致哮喘发作。

夜间肾上腺皮质激素浓度降低也会影响哮喘发作。肾上腺皮质激素可以增加肾上腺素的分泌。在夜间，肾上腺皮质激素分泌减少，相应地，肾上腺素血浓度降低，β‒肾上腺受体兴奋性也相应减低。而 β 受体在气管内分布十分丰富，其兴奋性减低，支气管的应激性就相应增加，从而引起哮喘发作。另外，肾上腺皮质激素浓度减低，细胞内环磷酸腺苷（cAMP）浓度也相应地降低，不能有效地抑制过敏介质释放和扩张支气管，也易导致哮喘发作。

感受器功能改变也与哮喘发作相关。睡眠时，胸部机械感受器功能减退，气道分泌物增加，痰液坠积，分泌物排泄不畅，进而引发哮喘。

夜间门窗关闭，空气不能流通，卧室是过敏原聚集的地方。过敏原随空气降尘进入呼吸道，可引发哮喘。

夜间睡眠时，因为体位的原因，膈肌上抬，限制了肺的呼吸运动；或胃内食物或胃液可能反流到食管中，出现胃食管反流；或鼻涕倒流进入咽部导致咳嗽。这些情况均可引起支气管反射性痉挛而引发哮喘。

哮喘有哪些危害

不可忽视的现实是，我国的儿童哮喘控制率目前仍低于欧美发达国家，尤其是在偏远地区和基层医院。由于存在治疗药物选择不合理、用药不规律等原因，相当一部分患儿出现并发症，严重影响了生活质量。这是我们不愿意看到的社会现实。

那么，哮喘对身体有哪些危害？

哮喘不发作时，由于通气功能不受影响，容易被错误地认为"哮喘不是什么大毛病"。

其实不然，哮喘急性发作时，可出现多种并发症，如肺炎、气胸、纵隔水肿、水电解质紊乱、心律失常等，更严重者可出现呼吸衰竭和呼吸骤停，甚至多器官功能障碍综合征等。因为哮喘慢性、反复性的特点，需要长期规范治疗，否则反复多次发作会导致呼吸道结构发生变化，甚至是不可逆的改变，进而引发肺不张、支气管扩张、慢性阻塞性肺疾病乃至肺源性心脏病等。长远来说，哮喘反复发作会影响儿童的生长发育及心理健康。

哮喘会遗传吗

"得了什么病""严不严重""会不会遗传"，这些都是临床中医生经常被问到的问题，哮喘也不例外。"哮喘会遗传吗"是很多哮喘患儿家长们就医时常常咨询的问题之一。可以肯定地说，哮喘与遗传有很重要的关系。

古代医家已经认识到本病与遗传相关，如《普济本事方·卷一》谓："凡遇天阴欲作雨，便发……甚至坐卧不得，饮食不进，此乃肺窍中积有冷痰，乘天阴寒气从背、口鼻而入……此病有苦至终身者，亦有母子相传者。"提出哮喘与遗传相关。

研究显示，儿童哮喘具有明显的家族性遗传倾向。如果父母均患有哮喘，其子女患哮喘的概率可达 50%。如父母一方患有哮喘，子女患哮喘的概率则降至 25%；如父母均没有哮喘，子女患哮喘的概率仅为 6% 左右。

另外，经由临床询问病史也可以发现，哮喘患儿通常可被询问出家族性哮喘史或者其他过敏性疾病病史。这些现象都显示出哮喘与遗传的密切关系。从上面的研究可以看出，哮喘患儿亲属患病率高于群体患病率，并且亲缘关系越近，患病率越高，病情可能越重。当然，父母是哮喘患者，子女未必都患有哮喘，只是比其他儿童更容易患哮喘，或者患哮喘的风险高一些。

然而哮喘并非基于某些特定的基因遗传，而是属于多基因遗传疾病。这些基因对哮喘作用是微小的，但多对微小基因累加起来可能形成明显的表型效应。除遗传因素外，哮喘发病与环境因素也有密切关系。目前多数学者认为，哮喘是具有多种基因遗传倾向的疾病，受遗传因素和环境因素共同作用。

哮喘能治愈吗

很多家长都关心一个问题——哮喘能治愈吗？

从目前的医学研究来看，还没有根治哮喘的办法。所以家长们一定不要轻信一些所谓"可以根治哮喘"的广告，不要抱有侥幸心理。但也不要因此丧失信心，哮喘是可以控制的！这是什么意思呢？高血压和糖尿病也不能根治，但是用药以后，它们都可以被很好地控制。虽然哮喘是一种慢性疾病，不能得到根治，但是，可以通过长期规范的治疗使大部分患儿病情得到良好或完全控制。也就是说，哮喘患儿是完全可以像正常人一样学习、工作和生活的。因此，儿童哮喘目前治疗的重点在于控制气道慢性炎症。

能否完全控制住哮喘，取决于哮喘发作时的年龄及发作时的严重程度。

儿童哮喘的预后较成人乐观，有部分6岁以下哮喘患儿可以自然缓解。经过数月或1至2年持续、规范、个体化的治疗，约70%~80%轻度哮喘患儿成年后症状亦不再反复，但仍可能存在不同程度的气道炎症和高反应性，也可能会在成年后复发；30%~60%的患儿可完全控制，相当于治愈，但要注意定期进行评估。中、重度哮喘患儿长大后，哮喘症状往往不会消失。

关于哮喘"病根"，听听中医怎么说

　　患儿哮喘反复发作，家长们难免会追问医生"孩子是不是留下病根了？"这里面的"病根"，就是下面我们要讲到的"宿根"。中医学认为哮病反复发作、缠绵不愈，与其"宿根"未除有关，治病求本，哮病缓解期应从"宿根"论治。那么，什么是哮喘的"宿根"呢？

　　其实古代医家已经认识到哮病反复发作、缠绵不愈的原因是"宿根"未除。"宿根"一词，最早见于明代戴思恭《秘传证治要诀》一书，云："喘气之病，哮吼如水鸡之声……或宿有此根"，首先认识到哮病有"宿根"。明代张景岳在其《景岳全书》中亦有类似论述，云："喘有夙根，遇寒即发，或遇劳即发者，亦名哮喘"。"夙根"与"宿根"含义一致，即素有的、旧的、本源的意思，是指哮病反复发作的病根。

　　何为哮喘的"宿根"？家长们在看中医的过程中会有这种感觉，每位医生说法不尽相同，有的说是因为"痰""饮"，有的说是"风邪"作祟，还有的说是"肾虚"所致。原本想多获取一些医生的建议，最终往往更加无所适从。

　　研究关于哮喘"宿根"文献发现，有宗"伏痰"一说，如明代秦景明《症因脉治》所云，"哮病之因，痰饮留伏，结成窠臼，潜伏于内，偶有七情之犯，饮食之伤，或外有时令之风寒束其表，则哮喘之症作矣"，认为哮病是伏痰留肺，遇七情、饮食、外感而诱发。

有主"瘀血""痰瘀"之论，提出瘀血致喘的理论，如明代王肯堂认为血凝可致喘，其《证治准绳》云"恶露不快散，血停凝，上熏于肺致喘"。清代唐容川《血证论》云"内有瘀血，气道阻塞，不得升降而喘"，"病痰者，必病瘀血"，认为痰瘀互为因果。有研究者认为临床上哮喘小儿易患感冒，每因外感六淫而诱发，正如清代李用粹《证治汇补》云"因内有壅塞之气，外有非时之感，膈有胶固之痰，三者相合，闭拒气道，搏击有声，发为哮病"，故"痰饮内伏、卫气虚弱"是小儿哮喘之宿根。也有研究者认为哮病发病突然，可自行缓解，反复发作，发作时气道挛急的临床特点，符合风邪致病"善行数变""挛急"的特点，痰为病理因素，为果，故"肝风"应为哮病之凤根。此外，尚有"肾虚""脾虚""过敏体质""湿邪"等各种"宿根"假说。

关于哮喘"宿根"，虽未形成统一认识，存在各种假说，但大多数医家认为哮喘宿根以"伏痰"为主，伏痰的形成与本虚有关，且久病夹瘀。哮喘患儿体质以气虚质、阳虚质、痰湿质为主，也体现了哮喘患儿稳定期"本虚标实"的特点，本虚为"肺脾肾"三脏亏虚，标实为"伏痰"留肺。哮喘患儿体质为特禀体质时，提示"伏风"可能为其"宿根"，特禀体质的特征表现与"风邪"密切相关。且患儿体质兼夹为血瘀型时，提示其病程一般较长，"宿根"多夹瘀。现代医学研究也证实这一点，即瘀血是哮喘迁延反复难愈的基础。临床上，应结合中医辨证论治、四诊合参，结合"宿根"辨识，从而指导哮喘患儿的个体化治疗，达到满意效果。

哮喘不发作也需要治疗吗

儿童时期诊断为轻症哮喘的患儿，有的哮喘症状会随着年龄的增长而不断减轻，也有患儿经过了长期的抗哮喘药物治疗后，能够达到哮喘症状的完全缓解。

但是，家长们要注意，即使没有症状，患儿气道的慢性炎症也是长期存在的，当气道慢性炎症进展到一定程度时，可能出现气道不可逆的改变，这种气道不可逆的改变，我们称之为"气道重塑"。重塑后的气道长期保持狭窄及气流受限，就会导致长期的呼吸功能受损，影响日常活动。

长时间的症状缓解很容易使患儿对预防哮喘发作掉以轻心，以为哮喘已被治愈。而实际上，只要暴露于适当的诱发因素下，这一部分患儿依然存在复发的可能性。所以，即使当前没有任何症状，已经停药，也需要避免诱发因素影响，并且需严格进行定期评估。停药不代表不需要治疗！

哮喘已经很长时间不发作，是不是可以停药了？"不发作而停药"是可以的，但是需要符合一定的标准。

第一，必须已没有症状，胸闷、憋气、咳嗽这些症状要能够控制。

第二，常规体能活动不受限制，比如高中生能完成 800 米跑步，且哮喘不发作。

第三，连续 12 个月未出现哮喘急性发作。若 12 个月以内曾有过急性发作，不允许停药。

满足以上条件，再加上"肺功能"正常，经医生判断符合停药条件，即可停药。切不可自行停药，否则极易使病情反弹。另外，虽有好转但不符合停药标准的患儿，可在医生的指导下，依据病情减少用药品种或数量。

总结一下，哮喘需要长期治疗，而且一定不能自行停减药物。

① 哮喘的治疗是一个"长期"管理的过程，往往是经年累月的持久战，而不是"毕其功于一役"。

② 哮喘经过规律随访和评估是可以停药的，但是要重视停药后的管理和随访。

③ 停药后如仅为偶尔出现轻微喘息症状，对症治疗后可以继续停药观察。

④ 停药后如为非频发的一般性喘息发作，恢复至停药前的治疗方案。

⑤ 停药后如出现严重或频繁发作，应在停药前方案的基础上升级或越级治疗。

⑥ 应选择合适的时机调整控制药物的剂量和疗程，避免在气候变化、呼吸道感染、旅行等情况下进行调整。

哮喘不用治，长大自然好，是真的吗

一些老人说，"小孩子哮喘没关系的，长大之后自然会好。"是这样的吗？确实有一部分哮喘患儿到了青春期就不发作了，但是从临床来讲，哮喘并没有被根治，因为有的患儿成年以后，一旦遇到过敏原的暴露便又引发哮喘了。

随着年龄的增长，部分患儿哮喘发作会减少甚至消失，其机制尚不清楚。但是，这种现象被用来证明所有哮喘患儿"长大后都能自愈"是不科学的，并且是十分有害的，会使不少患儿错过治疗的有利时机。

诱发哮喘的病因很多，一些哮喘患儿到青春期后身体发育成熟，各系统发育完善，抗病能力增强，再加上不间断的治疗，哮喘得以控制。另外，哮喘患儿体内本身存在着对呼吸道过敏而产生的抗体，但在儿童期，抗体量少，机体的免疫调节能力差，不足以消除体内过敏原，因而哮喘发作频繁；而到了青春期，机体免疫力增强，体内抗体大量增加，使哮喘症状自然减轻、消失或得以控制。其中既有成长的自然原因，更是不断及时治疗的结果，并非"自愈"。任何年龄均可能发生哮喘，但儿童哮喘比成人哮喘有乐观的方面，即在青春期前如能将哮喘控制到两年不发作，就有望在青春期将哮喘治愈。据国外材料统计，80% 哮喘患儿到青春期可完全治愈，而 70% 的患儿在 10 岁以后便可停止发作。不过对于停止发作的患儿，虽然临床已无症状，但有的仍有气道高反应性，如遇到冷空气或刺激性气体时易诱发，故只有符合相应的判断标准者才能称为痊愈。

哮喘防治指南也提出哮喘控制治疗应越早越好。要坚持长期、持续、规范、个体化治疗原则。当然，能否完全治愈哮喘，影响因素众多。接受过科学规范治疗的患儿，到青春期治愈的机会较大；如果病情反复发作、有明显过敏体质及肺功能下降的哮喘患儿，又不在医生指导下进行防治，便很难治愈。临床上判断哮喘是否得到控制是根据相应指标进行评价而得出，即"哮喘分级"，它用于评估已规范治疗的哮喘患儿是否达到哮喘治疗目标及指导治疗方案的调整以达到并维持哮喘控制。以哮喘控制水平为主导的哮喘长期治疗方案可使哮喘患儿得到更充分的治疗，使大多数患儿达到临床控制。

哮喘会死亡吗

前面我们已经讲了，支气管哮喘是一种常见的呼吸系统慢性疾病。据估计，全球有 3 亿多哮喘患儿，而且这个数字正呈现逐年升高的趋势。相关流行病学调查资料显示，我国哮喘患儿患病率约 0.5%~5%，每年约有 16000~367000 人死于哮喘，而其中多数与哮喘长期控制不佳、最后一次发作时治疗不及时有关。

急性、严重的哮喘可能导致死亡。但这种情况并不常见，而且通常是可以预防的！

大多数因哮喘而死亡的情况发生在那些不接受规范治疗的患儿身上。一方面与他们没有意识到或不想承认哮喘的严重性有关，另一方面也可能因为他们没有得到医务人员足够的专业指导。

防止悲剧发生的关键是要学会正确管理哮喘。即使哮喘症状得到了控制也不能放松警惕，仍然需要坚持规律用药。

哮喘患儿能进行预防接种吗

1. 接种疫苗的必要性

哮喘患儿往往易患感染性疾病，而呼吸道感染是使哮喘患儿病情加重的主要诱因。哮喘患儿如出现肺功能损害可持续至成年，并增加发生慢性阻塞性肺疾病（COPD）的危险。目前，许多国家的预防接种指南都建议慢性呼吸道疾病接种肺炎球菌疫苗，美国免疫实施咨询委员会（ACIP）亦推荐哮喘患儿接种肺炎球菌疫苗。

一些发达国家于 20 世纪 70 年代初即开展了哮喘患儿接种流感疫苗的临床观察及相关性研究，美国哮喘诊断与治疗专家组、ACIP 和美国儿科学会，分别在 1997 年和 2000 年的"国家哮喘教育预防计划"和"流感预防与控制建议"中倡导哮喘患儿每年接种 1 次流感疫苗。国外近 30 年相关资料显示，目前临床常用的流感疫苗对于中、重度哮喘患儿免疫接种是安全的。2017 年，美国一项关于哮喘患儿接种肺炎球菌疫苗的研究，并未发现哮喘患儿接种疫苗会增加不良反应。

2. 接种建议

支气管哮喘不是预防接种的禁忌。

（1）**可以接种** 哮喘的缓解期（长期维持吸入哮喘药物包括低剂量吸入型糖皮质激素，即 ICS）且健康情况较好时，应按免疫规划程序进行预防接种。麻疹－流行性腮腺炎－风疹疫苗（MMR）曾经是来自鸡胚，若是对蛋类食物过敏的哮喘患儿，接种 MMR、流感疫苗则有发生严重过敏反应的风险。目前 MMR 疫苗来自鸡胚成纤维细胞，发生不良反应的风险明显降低，如对蛋类严重过敏的哮喘儿童，可在有抢救设备的场所和医务人员的监护下接种。

（2）暂缓接种　在哮喘急性发作（出现喘息、咳嗽、气促、胸闷等症状），尤其是全身应用糖皮质激素时（包括口服和静脉给药）应暂缓接种。根据 ACIP 的建议，停止全身应用糖皮质激素 1 个月，可正常接种。

儿童哮喘会传染吗

儿童哮喘不会传染。哮喘是一种慢性气道炎症性疾病，其发病机制主要与个体的遗传易感性、过敏体质及环境中的某些刺激因素有关。比如遗传因素，如果家族中有人患有哮喘或其他过敏性疾病，如过敏性鼻炎、特应性皮炎等，儿童患哮喘的风险会相应增加。又如环境因素、空气污染、烟草烟雾、宠物的皮屑、霉菌、花粉等过敏原，以及气候变化等，都可以诱发或加剧哮喘症状。然而，家长们大可放心，哮喘不具备传染性，哮喘患儿不会像感冒或其他传染性疾病患者那样将疾病传播给他人。但是儿童哮喘急性发作，有其自身独特性，部分患儿是由呼吸道感染导致，在这种情况下，疾病可因呼吸道飞沫进行传播，所以，为患儿做适当的防护是必要的。

哮喘影响生长发育吗

对大多数哮喘患儿来说，轻症哮喘对他们的生长发育没有影响。但频繁或者重症哮喘发作，又未得到有效治疗，则其生长发育会受影响。如能给予正确有效的干预，则可能大大降低对生长发育的影响。支气管哮喘对生长发育的影响与发病年龄、反复发作次数及病情程度密切相关，通常，发病年龄越小、病程越长、病情越重，对生长发育的影响越明显。

哮喘是一种慢性气道炎症性疾病，频繁的哮喘发作会影响孩子正常的呼吸功能，导致身体氧气供应不足。在生长发育过程中，氧气对于细胞的新陈代谢、组织器官的正常发育至关重要。如果长期处于缺氧状态，患儿身体各个系统均易产生不良影响。哮喘患儿由于受到疾病的困扰，在运动方面往往也会受到一些限制。而运动对于儿童骨骼、肌肉的发育及身体协调性的发展有不可替代的作用。如果哮喘患儿不能正常运动，可能会导致其肌肉力量不足、骨骼发育相对迟缓。哮喘对患儿心理发育的影响也不容忽视。由于哮喘的存在，患儿可能会因为担心病情发作而产生心理压力，出现焦虑、抑郁、自卑等情绪问题。这些不良的心理状态不仅会影响患儿的心理健康，还可能间接影响患儿的食欲、睡眠等，从而对其身体发育造成阻碍。此外，患儿可能因为哮喘而经常请假缺课，影响学习进度和与同学的正常交往，这对孩子的认知发展和社交能力培养也会造成一定阻碍。

在长期治疗过程中，部分家长顾忌激素或其他抗哮喘药物的副作用，而仅重视发作期的治疗，发作期控制后，缺乏对缓解期的治疗，认为缓解期无须治疗，而致哮喘发作越来越重。国外有专家研究，吸入型皮质激素治疗，其累积剂量、治疗时间与患儿的预期身高和实际身高无关，治疗后最终身高不受影响。相反，如果不能积极规范治疗，控制不良的哮喘状态，则对患儿成年后的身高有影响。

参考文献

[1] 薛玖. 试论小儿哮喘之"宿根"[J]. 陕西中医，1990（11）：527.

[2] 王建民，金仁炎，楼兰花. 论哮喘证夙根 [J]. 浙江中医学院学报，1996（6）：4.

[3] 任玉娇，张伟. 从气虚络瘀探析支气管哮喘慢性持续期病机演变 [J]. 山东中医药大学学报，2016，40（4）：316-318.

第二章

小楼昨夜又东风，
哮喘正在进行中

喘息何时了，诱因知多少

哮喘患儿的家长们有一个共同的烦恼：即便一直都在治疗中，孩子的哮喘仍然会经常发作。这种情况往往与没能很好地避开诱发因素有关。那么，儿童哮喘有哪些常见的诱因呢？主要有以下几个方面。

（1）**感染**　呼吸道感染，尤其是呼吸道病毒感染，是诱发儿童哮喘的主要原因。其中主要包括呼吸道合胞病毒、副流感病毒、腺病毒、鼻病毒（RV）。另外，肺炎支原体也是引起哮喘发作的重要感染原。

（2）**接触过敏原**　如接触花粉、螨虫、霉菌、棉絮、蚕丝、兽毛、羽毛、飞蛾、疟原虫等过敏物质，或进食鱼、虾、蟹、蛋、牛奶、热带水果、过甜过咸的食物，或服用某些药物，如阿司匹林，可引起一部分患儿哮喘发作。

（3）**接触对气道有刺激性的物质**　由于患儿的气道反应性高，当其闻及某些气味时，如蚊香、香烟、油烟、汽油、油漆、甲醛、汽车尾气等，支气管黏膜下的感觉神经末梢受到刺激，反射性地引起咳嗽，并刺激迷走神经而导致支气管平滑肌痉挛。

（4）**气候改变**　哮喘患儿对气候变化很敏感，如气温骤降、受冷空气刺激或气压降低，常可诱发哮喘发作。所以，儿童哮喘发作以寒冷季节多见，这与呼吸道感染也有一定关系。

（5）**运动**　哮喘患儿剧烈运动时，可引起哮喘发作。这可能是由于患儿运动时过度通气，使气道内水分、热量丢失，导致气道内温度降低、渗透压改变。值得注意的是，哮喘患儿不是不能运动，而是需要适宜的运动，比如游泳。

（6）**强烈的情绪变化**　过度悲伤、兴奋、恐惧等强烈的情绪变化或心理因素异常可以直接或间接诱发或加重哮喘发作。强烈的情绪变化作用于大脑皮质，大脑皮质兴奋作用于丘脑，通过迷走神经促进乙酰胆碱释放，引起支气管平滑肌收缩、黏膜水肿。

哮喘和过敏原

上一节讲到了哮喘常见的诱因，其中以接触过敏原最为常见。过敏原种类繁多，难以计数，据有关研究，常见过敏原便有 2000~3000 种，普遍存在于空气、食物、饮料、药物中，甚至牵涉众多日常生活用品。与哮喘相关的过敏原可分为三类。

（1）**吸入性过敏原**　指悬浮于空气中的过敏原颗粒，它们通常自呼吸道进入人体，因其传播特性而诱发多种过敏性疾病。调查显示，引起哮喘发作的吸入性过敏原排在前六位的是：螨、室内尘土、棉絮、霉菌、烟、花粉。另外，动物特别是猫和狗的分泌物、皮屑脱毛可引起 IgE 介导的过敏反应。此外，其他散播于空气中的过敏原有柳絮、粉尘、油漆、汽车尾气、煤气等，也是比较常见的诱发因素。吸入性过敏原所致的哮喘发作往往与季节、地区和居住环境有关，一旦停止接触，症状即可减轻或消失。

（2）**食入性过敏原**　引发支气管哮喘的食入性过敏原有鱼类、

虾类、蟹类、贝类等水产品，以及香料、奶制品、坚果、蛋类、肉制品、豆制品、多种水果蔬菜等。某些食品添加剂也可诱发哮喘，例如有的哮喘患儿吃虾没有发作，吃膨化食品虾片反而出现了哮喘发作。通常，患儿在生活中接触越多食物越不容易过敏。目前的食物过敏原检测仅限于少数几类常见的食品，如牛奶、鸡蛋、鱼类、花生、豆类、肉类、小麦等。食物过敏以婴儿期最为常见，四五岁以后逐渐减少。虽然部分哮喘患儿对牛羊肉、虾蟹等不过敏，但在喘息发作、咳嗽期间，仍然不建议吃这些食物。中医认为这些食物属于"发物"，不利于疾病的康复。

（3）接触式过敏原　包括冷热空气、紫外线、辐射、日化用品（化妆品、洗发水、染发剂、洗洁精、肥皂）、化纤用品、塑料、金属饰品（手表、项链、戒指、耳环）、橡胶、病毒、寄生虫、细菌、蟑螂等。

为什么一感冒就喘

相信很多哮喘患儿的家长都有这种体会，"稍有风吹草动孩子就会喘"，病情进展得特别快。为什么这些孩子每次感冒之后必定咳喘呢？

感冒即上呼吸道感染，一感冒就喘，就是上呼吸道感染后出现哮喘发作。急性上呼吸道感染是导致世界范围内儿童患病和死亡的最常见疾病。尤其在发展中国家，上呼吸道感染性疾病发生率及致死率均位居首位。儿童哮喘流行病学调查显示，90%儿童哮喘急性发作是由各种呼吸道感染性疾病诱发，可见这类疾病是诱发儿童哮喘发作很重要的因素。

引起儿童上呼吸道感染性疾病的病原体很多，病毒、肺炎支原体、细菌是三大类主要病原，其他的如真菌、衣原体、寄生虫等。但从上呼吸道感染患儿临床标本病原学检测结果来看，仍以病毒为最常见致病原，尤其是某些地区喘息性疾病和哮喘患儿的逐年增多，可能也与病毒感染密切相关。多种常见病毒包括鼻病毒、呼吸道合胞病毒、流感病毒、副流感病毒、腺病毒等均可诱发哮喘急性发作。这些病毒既是感染原，又是过敏原。病毒感染以后，机体针对外来病毒抗原作出的免疫应答和炎症反应过于强烈，失去良好的调控，导致组织损伤，甚至器官功能障碍，使 Th1/Th2 比例失衡，Th2 过度活化，局部产生大量白细胞介质（IL-4、IL-5 和 IL-10）引起淋巴细胞和嗜酸性粒细胞浸润，释放其他介质，导致炎症和支气管狭窄，出现哮喘的临床症状。

另外，肺炎支原体也是常见的导致哮喘的病原体。肺炎支原体感染一年四季均可发病，以秋冬季节最为多见，且易感人群为儿童，尤以学龄期儿童发病率最高。据国内相关研究，3 岁以上儿童哮喘发作的诱因中占首位的是肺炎支原体感染。肺炎支原体感染诱发哮喘的原因较为复杂。首先，直接损伤机制。肺炎支原体是细胞外的病原体，它能附着并破坏呼吸道表面黏膜的纤毛上皮细胞，直接侵袭和破坏上皮细胞，同时诱导淋巴细胞、巨噬细胞等炎性细胞发生浸润，并促使多种炎症因子释放，引起气道反应性增加。其次，免疫损伤。肺炎支原体对身体来说不仅是感染源，也是一种特异性抗原，与机体交叉反应引起免疫损伤，其机理是导致 T 细胞亚群紊乱，最终导致 IgE 升高，再由 IgE 介导速发型超敏反应（Ⅰ型变态反应）诱发哮喘发作。再次，肺炎支原体感染后可在机体细胞内形成潜伏状态和慢性感染，使机体处于超敏状态，一旦再次感染，或受到其他刺激时，可导致哮喘反复发作。这种损伤机制可能同时发生于同一个患儿体内而非孤立存在。

此外，早期呼吸道多种定植菌（肺炎链球菌、流感嗜血杆菌、金黄色葡萄球菌等）也有可能激活与哮喘相关的免疫反应，最终导致哮喘的发生。

季节变化与哮喘发作的关系

我们发现不少哮喘患儿会出现这样的情况，病情在夏季控制得还不错，一换季就开始咳喘，这是因为支气管哮喘的发作与季节、气候变化有明显关系。曾有专家团队利用2007~2017年上海交通大学医学院附属上海儿童医学中心和附属新华医院的哮喘、过敏性鼻炎和特应性皮炎的门／急诊资料，并同时收集了上海市气象和空气污染资料进行研究。结果显示，大多数儿童过敏性疾病发病与环境因素有关，每日平均温度和气压对儿童哮喘等过敏性疾病的相对影响大于其他环境因素，尤其在换季阶段，即气温上升或下降明显时，是儿童出现哮喘等过敏性疾病的"危险时期"。

为什么哮喘发作具有季节性呢？主要与以下因素有关。

① 不同季节，引发哮喘的变应原不同。如春季或春夏交替时，花粉浓度普遍较高；秋冬时节，若门窗紧闭，不注意通风换气，则极其有利于尘螨或其他变应原的滋生。

② 气温骤变。

③ 气压改变。

④ 空气湿度变化。

因此，季节变换时要格外注意对哮喘患儿的照料与防护。

家里刚装修，哮喘患儿能住吗

近年来，室内空气污染越来越受到人们的重视。研究表明，室内空气的污染程度要比室外空气严重 2~5 倍，在特殊情况下可达到 100 倍。室内空气污染源主要有以下几个方面：建筑装修装饰材料、室外空气、厨房燃烧产物和室内人员活动产物。其中，建筑装修装饰材料的污染是造成室内空气污染的主要因素。检测发现，室内空气存在 500 多种挥发性有机物，包含致癌物质 20 多种，致病病毒 200 多种。很多儿童的哮喘首次发作均与接触上述有害气体有关，尤其当儿童住进刚装修过的房屋，装修材料中甲醛和苯等有毒化学物质极易诱发儿童气道敏感，出现咳嗽、喘息等症状。特别是冬季，室内空气流通不畅，空气中的污染物质浓度增大，从而容易引发哮喘。

另据调查证实，现代城市室内空气污染的程度比户外高出很多倍，约 8 成以上的城市人口，日常生活中 70% 以上的时间在室内度过，而儿童、孕妇和一些慢性病患者在室内停留的时间比其他人群更长，受到室内环境污染的危害更加显著，尤其是儿童。一方面，儿童处于身体生长发育过程，其呼吸量按体重比例较之成年人高出近50%，故吸入的有害气体量也更多；另一方面，儿童有80%的时间生活在室内。世界卫生组织宣布，全世界每年有10万人因室内空气污染而死于哮喘，其中35%为儿童，我国儿童哮喘患病率为2%~5%，其中85%的患病儿童年龄在5岁以下。

室内空气污染问题的解决并非一蹴而就，特别是对于那些已经使用不当材料装修过房子的家庭，重新装修是不切实际的。在这种情况下，我们应该对日常生活中的一些细节加以留意来尽量降低室内空气污染造成的危害。

① 经常通风换气是最有效、最经济的方法。不管住宅里是否有人，应尽可能地多通风。一方面，新鲜空气可以降低室内污染气体密度；另一方面，新鲜空气有助于促使装修材料中的有毒有害气体尽早释放出来。每天开窗通风要选择合适的时间，一般早、中、晚各通风20分钟。根据居室的污染程度，可选择不同的通风方式。需要注意几点，早晨通风时间在10点后为宜；家中有老人的时候，不宜长时间通风，防止由此诱发老年人面瘫或中风；室外空气污染严重时，应控制好开窗的时间与时长，通常可在13~16点大气扩散条件较好时，比较小缝隙开窗20~30分钟。

② 室内保持一定的温度和湿度。温度过高，则易使污染物从装修材料中较快散发；湿度过高，则有利于细菌等微生物的繁殖。此时，人应尽量减少在室内停留的时间，以降低对健康的危害。

③ 合理使用杀虫剂、除臭剂和香熏剂。这些物质对室内害虫和异味有一定的处理作用，但同时它们也对人体具有一定的危害。特别是在使用湿式喷雾剂时，其产生的雾状颗粒可吸附大量有害物质

并被吸入人体，这比使用干式喷雾剂的危害严重得多。市场上的香薰产品质量参差不齐，像一些纯天然植物精油，对人体健康危害较小，并有抗病毒、驱虫、抗氧化等作用；但有些较低劣的香薰产品则会对人体眼睛、呼吸道产生刺激，或引发过敏症状。在室内密闭环境中，含有化学香精成分的空气进入人体，容易引发缺氧疲劳、过敏等症状。孕妇与儿童接触这类物品时尤其要慎重。

④ 尽量避免在室内吸烟。主动吸烟不仅严重危害自身健康，而且对被动吸烟者所造成的危害丝毫不亚于主动吸烟者。

⑤ 必要时可使用空气净化器。

🦶 儿童哮喘与空气污染有关系吗

空气污染包括室内空气污染和大气污染。室内空气污染主要缘于家居装修，居室的封闭性导致空气流通不畅而使某些污染物浓度上升，以及日常生活中产生的异味和过敏原的累积。这些污染物包括各种烟雾（如油烟、香烟、蚊香的烟雾等）、杀虫剂、空气清新剂、化妆品及天然气燃烧产生的二氧化硫等。

大气污染的主要成因为悬浮颗粒物（PM），包括细颗粒物（$PM_{2.5}$）、可吸入颗粒物（PM_{10}）、二氧化硫、二氧化氮、臭氧、一氧化碳等。这些污染物通常以灰尘、尘垢、油滴、碳颗粒等固体或液体形态存在。根据颗粒物的直径大小，可将其分为总悬浮颗粒物、PM_{10}、$PM_{2.5}$ 等，而影响空气质量的主要为 PM_{10}、$PM_{2.5}$ 这两种。PM_{10} 指环境空气中空气动力学直径 $\leqslant 10\,\mu m$、大于 $2.5\,\mu m$ 的颗粒物，

$PM_{2.5}$ 则指环境空气中空气动力学直径 ≤ 2.5μm、大于 0.1μm 的颗粒物。多项研究发现，哮喘发病与空气污染有关。21 世纪以来，空气污染逐渐受到重视。特别是近年来，随着我国城市化和工业化的进展，汽车尾气及城市煤烟污染叠加产生复合型空气污染，这种污染在北方城市冬季更加严重。

PM 浓度的升高将不同程度加重哮喘症状，且 PM 可能增加哮喘的患病风险。研究显示，每平方米空气中细微颗粒物增加 31μg，就会使儿童患哮喘风险增加 36%。国外有研究者对加拿大 7 个城市的 14 所医院统计了近 40 万呼吸系统疾病急诊就诊量与每日空气污染物，分析后发现空气中 $PM_{2.5}$ 每升高 82μg/m³、PM_{10} 每升高 20.6μg/m³ 分别对应 7.6% 及 14.4% 哮喘的急诊就诊率。

研究发现，PM 吸入后多沉积在咽后壁、细支气管及大呼吸道隆突处，其沉积率与其直径呈负相关，即 PM 的直径越小，其在呼吸道沉积的量越大。PM 进入呼吸道后可诱导人体产生各种各样的反应影响肺功能，可能的机制包括氧化应激反应、呼吸道炎性反应、呼吸道菌群失调等，从而影响呼吸道反应性，进一步对呼吸系统健康产生负面作用。

因此，减少哮喘患儿的 PM 暴露，对其哮喘控制及肺功能保护等均是有益的。

吸烟与儿童哮喘

众所周知，吸烟是一种不健康的生活方式，也是我国室内空气污染的主要危险因素之一。吸烟或者被动吸烟，对于哮喘患儿来说都是强烈的诱发因素。香烟的烟雾中存在着 4000 多种化学成分。其中，尼古丁可刺激迷走神经，引起支气管痉挛；焦油可引起支气管黏膜上皮的增生和变异，引起支气管狭窄，导致气流受限；氢氰酸可损害支气管黏膜上皮细胞及其纤毛，使支气管黏膜分泌黏液增多，气道阻力增加，进而反射性地引起支气管痉挛，而支气管痉挛是哮喘发生的直接诱因。同时，血清中的 IgE 也会增高，引起气道反应性增强。因此，吸烟与儿童哮喘关系密切。

对于儿童来说，绝大部分是被动吸烟的受害者。一般来说，父母吸烟的儿童比父母不吸烟的儿童更易患哮喘。研究表明，大约 7.5% 的儿童哮喘是由母亲吸烟引起的，且患儿自身也很可能过早成为吸烟者。而从小生活在"二手烟"环境中的儿童，更易罹患有可能引发哮喘的慢性咳嗽、咳痰等呼吸道病症。双亲吸烟尤其是母亲吸烟可导致子女的肺部发育不全或发生气道变应性炎症，而成为发生哮喘的危险因素。有些家长认为，"只要不在孩子身边吸烟，就不会对孩子造成危害"，殊不知吸烟产生的烟雾颗粒并不会自行消失，而会沉积于窗帘、沙发、衣服、头发等表面，若儿童与这些物品长期密切接触，他们的气道也会遭受严重损伤的，即所谓的"三手烟损害"。

有鉴于此，世界卫生组织早已强烈呼吁：被动的、强加的或非自愿的吸烟同样有损人的健康。无论您身边是否有哮喘患儿，为了自己与家人健康，请一定要戒烟。

常见的食物过敏原种类及特点

美食当前，却无福消受，这是很悲催的事！据报道，10% 的哮喘患者涉及食物诱发哮喘问题。由于饮食引起患儿哮喘发作的情况亦不少见。

过敏原又称为致敏原，食物过敏原一般为相对分子质量10000~70000 的蛋白质或糖蛋白。据不完全统计，食物过敏原有6000 余种，其中容易引起哮喘发作的食物有以下几种。

（1）含麸质的谷类及其制品　小麦、黑麦、大麦、燕麦、玉米等食物含有较多的麸质，这些食物含有几种蛋白质，统称为面筋蛋白。面筋蛋白在人体消化过程中可形成"多肽"，健康人群食用是没问题的，但对于过敏体质人群，则易出现免疫和消化系统异常，引发"麸质过敏症状"。筋性越大、弹性越好的食品，面筋蛋白含量越多。所以，采用小麦、黑麦、大麦、燕麦、玉米等加工的各类食品，麸质过敏者切不可轻易进食。

（2）甲壳类动物及其制品　这类致敏原食品有蟹、虾、牡蛎等。随着社会经济的发展与人们生活方式的改变，海鲜出现在更多家庭的餐桌之上，而人们由于进食海鲜引发过敏并出现喘息发作的情况也越来越多，另外，过敏者还可能伴有皮肤红肿、皮疹及瘙痒。其中，虾蟹过敏原备受关注。据报道，0.6%~2.8% 的过敏性疾病患儿对虾蟹过敏。一个原因是虾蟹会与人体致敏因子结合释放大量组胺，从而引起过敏；另一个原因是虾蟹中的异种蛋白引起人体过敏。人们在虾肉中检测出至少 13 种 IgE 结合蛋白，但原肌球蛋白被鉴定为唯一的主要过敏原，相对分子质量介于 34000~39000 之间。据报道，原肌球蛋白是虾、蟹、牡蛎、乌贼等无脊椎动物的重要抗原，具有高度保守的氨基酸序列。

（3）**鱼类及其制品** 致敏原食品，比如鲈鱼、鳕鱼等。鱼类拥有丰富的蛋白质，如果大量进食或其肉质不新鲜，人体会产生大量的组胺，若体内缺乏分解组胺的酶素，便会引起过敏。

（4）**花生及其制品** 据相关研究报道，食物诱导的过敏反应中，花生过敏占 10%~47%，致敏原主要是花生里所含的蛋白质。国外花生过敏发病率比较高，我们国家的花生品种不一样，所以花生过敏发病率比较低。

（5）**大豆及其制品** 大豆是一种高蛋白食物，它所包含的过敏原蛋白很多，7S 球蛋白组分中的 Gly m Bd 30K 和 Gly m Bd 28K，β－伴大豆球蛋白中的 Gly m Bd 60K 是主要的过敏原。若儿童存在对植物蛋白过敏，那么进食大豆制品如豆腐、豆浆、豆干等都需更加谨慎。

（6）**蛋类及其制品** 比如鸡蛋、鸭蛋、鹌鹑蛋等。鸡蛋是儿童食物过敏反应最常见的原因之一，其阳性率在儿童食物过敏中达 35%，而成人过敏也高达 12%。日常生活中许多食品都以鸡蛋为配料，这对于鸡蛋过敏人群十分不友好，他们只能眼睁睁看着别人大快朵颐。对鸡蛋过敏，其实就是对蛋白质过敏，这类过敏人群自身免疫功能偏高，当机体摄入蛋白质后会发生异常免疫现象。蛋白的主要过敏原为卵类黏蛋白 Gal d 1（相对分子质量为 28000）、卵白蛋白 Gal d 2（相对分子质量为 44000）、卵转铁蛋白 Gal d 3（相对分子质量为 77000）和溶菌酶 Gal d 4（相对分子质量为 14000）；蛋黄的主要过敏原为 α 卵黄蛋白（相对分子质量为 70000）。据报道，鸡蛋过敏中，蛋白比蛋黄更易引起过敏，卵类黏蛋白为主要过敏原。

（7）**乳品及乳制品**　比如牛奶、乳糖等。调查显示，小于2岁的儿童对牛奶的过敏率为1.6%~2.8%，其中50%~90%的儿童在6岁前转为耐受。牛奶主要过敏原为酪蛋白（相对分子质量为20000~30000）、牛乳清白蛋白（相对分子质量为67000）和牛免疫球蛋白。其中，酪蛋白的免疫原性与抗原性最强。且牛奶抗原相对稳定，在常规处理后可保持其免疫原性。人体如果不能接受，免疫系统则会和这些过敏原对抗。

乳糖，是一种碳水化合物，在自然界中仅存在于哺乳动物乳汁中，故得名。提到"乳糖"，我们常想起"乳糖不耐受"。这是一种人们在食用乳品或乳制品时，由于乳糖酶缺乏或活性低而不能分解乳糖的反应。乳糖需要被乳糖酶分解为单糖后才能由人体吸收，当各种原因导致摄入的乳糖不能或不能完全被分解、吸收时，便会出现肠鸣、腹胀、腹痛、腹泻等消化道症状。

（8）**坚果及其制品**　这类致敏原食物比较常见的像杏仁、腰果、胡桃、板栗。这些食物有着非常复杂的过敏原，虽然其营养成分丰富，但不是所有人都适合。接触坚果类食物时，过敏体质人群务必谨慎食用。

（9）**肉类及其制品**　常见引起变应性哮喘的肉类包括牛肉、羊肉、猪肉、鸡肉、兔肉及鸭肉等。

（10）**水果类**　某些水果如桃子、菠萝、芒果、猕猴桃、李子等可诱发哮喘发作。

（11）**其他食品**　咖啡、啤酒、葡萄酒、巧克力、奶油等也可诱发不同程度的呼吸道过敏症状。

如果要确定哮喘与何种食物有关，除依靠病史以外，还可以通过测定血清中特异性免疫球蛋白抗体来明确。如何治疗呢？目前尚没有根治办法，最好的办法是不进食或接触食物过敏原。随着年龄增长，食物过敏情况会逐渐好转，甚至可能会消失。

哮喘患儿的饮食"忌口"

支气管哮喘多数由过敏因素而诱发，有些过敏体质者，常因进食了鱼、虾、蟹、蛋、牛奶之类的食物而诱发哮喘发作，这一类多为食物变应性哮喘。食物变应性哮喘一经确诊应立即停用过敏食物，此即"忌口"。严格忌口是防治食物变应性哮喘的根本方法，多数可收到立竿见影的效果。

那么，平时应怎样忌口呢？

关于忌口，目前存在一些误区。有少数人主张，一旦发生哮喘就应该忌食所有的肉、鱼、蛋、奶等高蛋白及辛辣刺激性食物。实际上，这是不科学的，也是有害的，因为每个哮喘患儿的过敏原不尽相同，对肉、鱼、蛋、奶的过敏类别与程度不同，即便是对肉过敏，也并非对所有的肉过敏。如果盲目地忌口，营养从何而来？如何保证儿童的正常生长发育需求呢？因此我们主张：忌口不是盲目禁食，应针对过敏原，对什么过敏就忌什么，即只忌食那些确实是患儿对其过敏且引起哮喘发作的食品。这就需要家长平时仔细观察辨别，并由医生帮助检查确定。

哮喘患儿平时应少吃生冷炙烩腌菜、辛辣甘肥等食物。饮食过咸，水钠易潴留和刺激呼吸道；辣椒、葱、蒜等辛辣刺激性食物，因刺激呼吸道使咳嗽加重，均对喘息性支气管炎康复不利，故当忌食。即便对辛辣刺激性食物、咸食等并不过敏，但存在食物不耐受，亦应忌食。另外，"鱼生火，肉生痰"，甘肥之品易酿湿生痰，痰阻气道则于呼吸不利，引发哮喘，所以哮喘患儿需谨慎食用。

哮喘患儿还应该"忌口"过于寒凉的食物。中医理论认为，哮喘发病多因哮喘患儿素体不足，寒痰内宿伏于肺，邪气引动而痰气交阻，肺气上逆而见喘息。哮喘患儿多数存在一定程度肾阳不足，临床可表现为怕冷、易腹泻、咯吐清稀黏痰等，加上肺为娇脏，不耐寒热，"形寒饮冷则伤肺"。所以，哮喘患儿饮食最忌寒凉，尤其夏季机体脏腑阳气易外溢耗散、中阳亏虚，更加不宜贪食冷饮。从另外一个角度，这也是哮喘患儿适宜进行中医"冬病夏治"的理论基础。

此外，过敏原检测可以作为"忌口"的重要参考。过敏性疾病患儿的机体体液免疫系统存在不同程度亢进，可表现为对多种食物、物质过敏，有时还可能会在过敏原叠加的情况下发病。哮喘患儿家长可依据过敏原检测，结合患儿日常生活情况，统筹安排合理、健康饮食。

哮喘患儿应该根据疾病不同状态（分期）进行饮食"忌口"。哮喘发作具有明显的分期特征，每个分期具有其特殊的生理病理状态，尤其免疫－神经－内分泌网络的状态存在较大差异，故哮喘患儿"忌口"应该分期实施。如果患儿处于急性发作期和慢性持续期，多存在体液免疫亢进为主导的网络状态，此时应该"忌口"可能诱发体液免疫亢进的食物，如海鲜、湖蟹，口味过甜、过咸的食物，以及其他明确的过敏原类饮食；如果患儿处于缓解期且病情控制良好，大多可以根据其既往易诱发过敏的情况进行选择性饮食，但海鲜等食物应适当控制单次摄入量，避免诱发急性发作。

关于"忌口"的期限，应视过敏食物的种类和患儿的病情而定。除对鱼、花生等过敏者需要终身忌口外，一般情况忌口半年到两年即可。可先以少量目标食物试食，如仍有过敏者，再适当延长忌口期限。

哮喘患儿对水果有忌口吗

随着生活水平的提高和交通运输的便利，很多不常见的水果涌入市场，吃水果导致哮喘发作的例子也屡见不鲜。那么哮喘患儿吃水果有哪些忌口呢？

会引起过敏的水果大致分四类：

① 桦木花粉：苹果、杏、莓类、猕猴桃、桃、梨、李子。

② 草花粉：瓜类、橘类。

③ 豚草花粉：香蕉、瓜类。

④ 艾蒿花粉：桃。

哮喘患儿的水果忌口原则与饮食忌口原则一致，即对什么过敏就忌什么。没有人对所有水果过敏，而且食物过敏中对水果过敏属于少见，故应明确过敏的水果种类。也有一些水果对哮喘具有一定的防治作用，哮喘患儿可以酌情食用。另外，哮喘患儿水果"忌口"也应该分期实施。

（1）**哮喘急性期寒性哮喘发作** 咳嗽气喘，喉间有痰鸣音，痰多白沫，形寒肢冷，鼻流清涕，面色淡白。中医治疗以温肺散寒，化痰定喘为主。可选择一些温热性质的水果进食，比如樱桃、荔枝等。尽量避免进食寒凉性质的水果，比如生梨，梨性寒凉，会导致病情加重。这类水果还有西瓜、甜瓜、香蕉、荸荠、草莓等，均应注意。当然，寒凉性质的水果可经过一番加工再食用，比如，可将生梨加温性的花椒一起炖煮缓解其寒凉。

（2）**哮喘急性期热性哮喘发作** 咳嗽哮喘，声高息涌，咯痰稠黄，喉间哮吼痰鸣，胸膈满闷，身热，面赤，口干，咽红，尿黄便秘，舌质红，苔黄腻。中医治疗以清肺化痰、止咳平喘为主。可以吃生梨清热解毒、滋阴润肺作为食疗。

（3）**哮喘缓解期** 以肺、脾、肾等脏气虚弱之候为主要表现。饮食注意忌食生冷油腻，宜补益肺、脾、肾的原则。水果宜选择中性及温性者，如苹果、樱桃、桃、龙眼、乌梅等。

哪些药物容易诱发哮喘

哪些药物会诱发儿童哮喘呢？引起支气管哮喘发作的药物有以下几种：

（1）**解热镇痛剂** 阿司匹林及同类药（如吲哚美辛、去痛片、安乃近、布洛芬、保泰松等）有解热镇痛的作用，儿童发生急性上呼吸道感染时常使用此类药物。若口服后出现哮喘发作，称为"阿司匹林哮喘"。若同时伴有鼻窦炎、鼻息肉，则称为"阿司匹林三联征"，一种病因不明的慢性呼吸道高反应性疾病。

（2）**β–受体阻滞剂** 普萘洛尔、普拉洛尔、氧烯洛尔、乙胺碘呋酮等。

（3）**抗生素** 青霉素、红霉素、头孢噻吩、螺旋霉素等。

（4）**磺胺类药** 拟交感神经药——平喘药、麻黄素、异丙肾上腺素、肾上腺素。

（5）**蛋白质制剂类** 链激酶、胰蛋白酶、糜蛋白酶、促皮质素、各种疫苗、抗毒素血清制品、口服花粉制品。

上述药物中，阿司匹林和 β–受体阻滞剂是引起儿童哮喘最常见的两类药物。

各类药物引发哮喘的机制不尽相同。阿司匹林引发哮喘，可能是由于阿司匹林抑制前列腺素合成，加速体内白三烯的生成而引起支气管平滑肌强烈且持久地收缩，进而导致哮喘发作。β–受体阻滞剂引发哮喘，则是由于其可阻断支气管平滑肌上的 β_2 受体，从而导致哮喘严重发作。此外，青霉素和其他类抗生素主要通过 IgE 介导的过敏反应诱发支气管痉挛。

孩子哮喘，家里还能养宠物吗

随着生活水平的提高，饲养宠物的家庭越来越多，其中也不乏一些哮喘患儿的家庭。实际上，哮喘患儿家庭饲养宠物是需要谨慎对待的，饲养宠物是导致哮喘发病率上升的主要诱因之一。有统计显示，超过 46% 的哮喘患儿家庭养有猫、狗或鸟等宠物。因此，饲养宠物的同时更需要注意预防哮喘的发生。

　　饲养宠物是如何诱发哮喘的呢？宠物的唾液、皮毛鳞屑及长毛中存在许多可导致哮喘的过敏物质，过敏体质的儿童接触后极易诱发哮喘，表现为接触宠物后突发胸闷、气急、咳嗽，有时可以听到哮鸣音（呼吸期间产生的有音乐特征的哨笛音）。病情轻者脱离接触后可好转。

　　因此，建议打算饲养宠物的家庭首先充分了解家庭成员是否为过敏体质，如果曾有过哮喘或对很多东西（如海鲜、油漆、烟雾、尘螨等）过敏，就要格外谨慎了。有婴幼儿的家庭，最好不要养宠物，因为婴幼儿的免疫力较差，吸入极少量的皮屑或毛发就可能引起哮喘。有的儿童虽然不是过敏体质，但将身上黏着的宠物皮毛带到幼儿园、学校等场所，也容易引起其他人哮喘。此外，猫、狗等宠物身上寄生的各类螨虫，能引起宠主出现头癣、鼻炎、湿疹等疾病。

　　对于已经饲养了宠物的家庭，也可以进行针对性预防。比如有的患儿对犬猫毛发过敏，可选择不脱落毛发的品种喂养；有的患儿对宠物唾液中所含的蛋白质过敏，尤其是养猫者，可以每周至少给猫洗一次澡，洗澡时不要使用肥皂，只需将猫全身浸泡在水里即可，这样就会尽可能减少唾液在猫身上的停留时间，减轻或避免宠主发生过敏症状。

　　此外，生活中还要注意一些细节。比如，限制宠物的活动范围，尽量不要让宠物进入卧室，最好在室外饲养；尽量不要让宠物毛发黏附在家具上；经常用吸尘器清扫房间，保持室内清洁；经常梳理宠物的毛发（最好在室外梳理），减少它们在室内脱落毛发的数量；当给宠物清洗和梳理毛发时，应提前为哮喘患儿佩戴口罩；与宠物接触后应尽快更换衣服；安装室内空气净化器、过滤器等。

但是，即便这些细节都已尽善尽美，仍然难以完全杜绝宠物造成的过敏原。

一些哮喘患儿接触宠物后会出现反复、逐渐加重的喘息、气短、乏力和疲劳，有时还可能患过敏性肺炎，引起严重的功能障碍。若发生这种情况，须尽快移走宠物，并彻底打扫家中卫生。但也并非就此大功告成，因为移走宠物后大约需要 20 周的时间，家中的过敏原才会下降到养宠物前的水平。

哮喘患儿走访有宠物的家庭时应预先做好防护措施，走访前使用或预备相关药物，如抗组胺药、鼻腔减充血剂、适当控制哮喘发作的药物等。曾在接触动物皮屑后出现严重哮喘症状的患儿，可在走访之前请被走访家庭将宠物移开几天，并尽可能清除宠物过敏原。

众所周知，对宠物过敏的人依然归因于"过敏体质"。只有通过改善"过敏体质"，才能从根本上解决过敏问题。希望所有儿童都能够远离"过敏体质"，和自己心爱的宠物尽情玩耍。

哮喘患儿为什么不能剧烈运动

很多哮喘患儿在剧烈运动之后往往会咳嗽或者咳嗽加重，甚至出现哮喘发作。因此，很多人认为哮喘患儿不能进行剧烈运动。目前，运动诱发哮喘的发病机制未完全阐明，大多认为以下几方面因素参与其发病。

（1）热量丢失和水分丢失　当哮喘患儿剧烈运动时，大量空气在相对短的时间内经过气道；同时，张口呼吸使吸入的空气未经鼻腔湿润和温化便直接进入下呼吸道，从而导致支气管黏膜温度降低、气道水分大量丢失而引起呼吸道上皮表面液体的渗透压升高。渗透压增高和气道温度降低等物理刺激可诱发支气管平滑肌痉挛。

（2）代谢性酸中毒。

（3）炎症反应与炎症介质　由于哮喘的本质是气道的慢性炎症，故认为运动诱发哮喘亦不例外。

（4）神经机制　有研究发现，运动性哮喘患儿运动时，其交感神经的反应性较健康人群低；运动前给予其去甲肾上腺素预防，可明显减轻支气管痉挛的程度。另外，迷走神经亦参与了运动性哮喘的发病。

那么，哮喘患儿真的不能进行任何运动吗？根据全球哮喘防治创议（GINA）及儿童哮喘防治指南，哮喘患儿仍可以适度参加体育运动。此外，能进行适宜且规律的体育锻炼被认为是患儿哮喘实现最佳控制的标准之一。

运动诱发哮喘，不等于哮喘患儿不能运动。哮喘患儿可以根据自身情况选择合适的运动，但应该避免高强度的运动，进行低强度的耐力活动，并且长期坚持下去，这样做对改善哮喘患儿的病情也有巨大帮助！首先，运动有利于病情控制。有研究表明，对于轻度持续的儿童哮喘，运动训练可以降低气道对乙酰胆碱的反应性，增加哮喘患儿对外界环境的耐受程度，反而有利于哮喘病情的控制。其次，运动有利于儿童骨骼发育，有助于生长；改善心血管适应性及培养自尊。再次，能够参加锻炼活动，尤其在学校等集体环境中，可以使患儿保持健康的心理，减少因哮喘产生的不良情绪。

哮喘患儿适合做哪些运动？美国运动医学院为哮喘患儿推荐的运动处方是：选择有氧运动形式。步行或利用大肌群参加的任何一种有氧运动形式都可以用于辅助哮喘患儿的治疗。

已报道的用于儿童哮喘管理的运动方式包括步行、游泳、骑行、慢跑、划船、健美操和体操、瑜伽、太极拳等。具体选择哪种方式，当然是以孩子兴趣为依据，毕竟有兴趣才能坚持。其中，游泳与其他运动方式相比，其湿润的环境更不容易诱发哮喘。有研究表明，每周3天，每次不少于30分钟的游泳运动有助于改善哮喘患儿的生命质量。

不过，哮喘患儿若要进行运动锻炼，还需要注意以下关键点。

（1）**运动时机有讲究**　在哮喘非急性发作期，呼气流量峰值（PEF）≥个人预计值的80%或昼夜变异率<20%时，可安排中等强度运动量（即心率<180次/分钟）；若PEF占预计值的60%~80%，变异率20%~30%时，可暂停体育锻炼，或只进行短时间散步、做广播操等体育活动。

（2）**运动前做热身运动**　研究发现，热身运动可使患儿产生运动不应状态，即运动性哮喘患儿在运动后40分钟内进行同样运动时，其支气管痉挛程度减轻，甚至不发生痉挛。此方法对部分患儿有一定的预防运动性哮喘的效果，但并非对所有患儿都有效。

（3）**运动时间有规定**　理想的运动频率是每周3~5天，持续20~30分钟。一些哮喘患儿难以做到持续运动20分钟，可在适当的时间设置2~3分钟的休息间隔。

（4）**避免吸入干冷空气**　患儿运动时应避开寒冷、干燥的环境，而在温暖、湿润的环境下进行运动。运动前，家长可嘱咐患儿不能用口呼吸而应使用鼻呼吸，但在实践中此举较难实现。此时可让患儿佩戴口罩以起到使空气在鼻腔加温保湿的作用，且有助于预防运动性哮喘的发作。

（5）**运动前使用预防药物**　常用的药物包括：

① 吸入性 β_2 受体激动剂，如沙丁胺醇，应在运动前 10~12 分钟使用，在运动后 2 小时可重复使用。

② 色甘酸盐吸入剂，特别适用于儿童，使用时间应比 β_2 受体激动剂提前。

③ 抗组织胺药物，有助于控制由于空气污染及花粉刺激而引起的过敏性鼻炎。

（6）**急性发作期不宜运动**　运动过程中，若患儿出现咳嗽、胸闷、气短等气道痉挛症状，应立即停止运动，并至少吸入 2 揿的 β_2 受体激动剂。如果 15~20 分钟仍不缓解，应立即去医院进行治疗。

（7）**注意营养均衡**　运动性哮喘患儿应该多食用木耳、银耳、扁豆、玉米、蓝莓、桑葚、红提葡萄等对身体有益的食物。这样不仅不会加重患儿病情，而且对他们的健康还大有益处，有助于提升他们的免疫力。

总之，运动不恰当可诱发哮喘，但是运动本身对哮喘患儿的益处毋庸置疑。哮喘患儿不能因噎废食，只要规划好运动种类、持续时间及强度，采用正确的方法并持之以恒，对哮喘患儿病情的控制会有很显著的效果。

哮喘患儿不能大哭大笑吗

有部分家长常会诉说其孩子在大哭大笑后出现剧烈的咳嗽，甚至出现喘息。其实，很早以前人们就注意到了精神因素可以诱发哮喘发作。1888 年，Mackenzie 报告 1 例花草过敏的哮喘患儿看到纸花后引起哮喘发作。这名患儿明明接触的是纸花，不是真花，但仍然出现哮喘发作了，这是最早报告的经典的精神因素导致哮喘发作的案例。澳大利亚新南威尔士大学的科学家对 500 多名哮喘患儿进行研究后发现，儿童哮喘中有 2/3 是由持续大笑和情绪激动引起的，大笑不止比运动和烟雾更易导致儿童出现呼吸困难。

一般认为，负面情绪常会诱发或加剧哮喘，比如愤怒、恐惧、抑郁和焦虑等。有医学工作者调查了 268 例哮喘患儿的母亲，发现 40% 的哮喘患儿在哭泣时喘息加重。这是非常常见的，很多患儿母亲也能感同身受，就怕自己的孩子哭闹，因为一哭闹，就极可能诱发哮喘发作。

还有一些例子，比如很多哮喘患儿在进入医院后症状会有所减轻，说明患儿病情得以缓解可能与其紧张情绪得到缓解，安全感增强有关。这都说明精神心理因素在哮喘的发生、发展和转归中有重要的作用。单独由心理因素导致哮喘发作者占 15%，过敏因素合并心理因素者占 50%，感染合并心理因素者占 15%，三种因素都包含者占 5%。

情绪波动引发哮喘的机制十分复杂，可能与以下因素有关。

①　情绪波动可导致迷走神经过度兴奋，乙酰胆碱分泌增多，支气管平滑肌张力增加，而引起支气管哮喘发作。

②　大哭或大笑是一个过度通气的过程，使呼吸道黏膜细胞脱水，渗透压升高，从而诱发喘息发作。另外，由于患儿大哭或大笑，呼出大量二氧化碳，致使血液低碳酸化而诱发支气管痉挛，引发支气管哮喘而出现咳嗽、喘息。

研究表明，大多数哮喘患儿或多或少有精神、心理和情绪等心理诱发因素。患儿可因某些情绪因素的改变而诱发喘息，如精神紧张、恐慌、愤怒等，均可成为儿童哮喘发作的诱因之一。例如，由于父母对哮喘患儿的过度照顾而使其产生依赖心理，当父母离开时，患儿可能出现焦虑或惊恐等情绪而诱发哮喘。某些学龄期患儿因为作业没有完成，担心受到老师批评而经常导致夜间哮喘发作。有些哮喘患儿还会伴有精神异常，如亢奋、好动、对自己的行为有时缺乏自控能力。

另外，哮喘和情绪是双向影响的。一方面，很多初次被诊断为哮喘的患儿常会由于缺乏对哮喘的正确认知而深感焦虑，甚至恐惧。另一方面，当哮喘控制不佳时，气道不通畅，患儿会出现缺氧、气急、呼吸困难的症状，就像被人掐住脖子一样，这时他就会产生紧张情绪，而他越紧张越觉得憋气、呼吸困难，反而越会加重他的哮喘症状。

正因为如此，哮喘患儿都应该学会调控自己的情绪。哮喘患儿及其家长应该相信哮喘是一种可以控制的疾病，不要害怕，不要焦虑，绝大多数哮喘患儿通过正规的控制性治疗（如吸入糖皮质激素）都能缓解疾病，甚至杜绝哮喘发作的。

🌬 不干不净，吃了没病——哮喘"卫生学说"

所谓"卫生学说"，即在某种条件下，机体出现免疫耐受状态，从而对过敏原无反应。

英国学者曾于1989年提出"卫生学说"认为，现代卫生保健和医疗措施创造了一个相对清洁的环境，减少了人们暴露于细菌、病毒和真菌等病原体环境的机会，从而导致人体免疫系统的失衡，最终导致过敏性疾病的增加。支持此学说的流行病学证据多基于城市与农村儿童过敏性疾病发病率的比较。哮喘的发病规律符合这一学说规律，即城市发病率显著高于农村。有学者曾在国内开展相关研究，通过随访观察10902名来自北京、广州、香港三城市的儿童得出，连续12个月喘息症状的现患率，香港显著高于北京、广州。另外，美国宾夕法尼亚大学也有研究显示，生活在郊区的人过敏性疾病患病率低于生活在城市的人；越是干净的、绿化多的城市，及对清洁卫生高度重视的家庭，其儿童罹患哮喘的概率也越高。

因此，"不干不净，吃了没病"，在某种程度来说是有一定道理的。

究其原因在于，人的免疫系统是在成长过程中一次次被"侵犯"后才逐渐完善的。研究认为是环境中的内毒素反复刺激诱导 $CD4^+T$ 细胞向 $Th1$ 细胞方向分化，分泌高水平的干扰素（$IFN-\gamma$）；或者是诱导调节性T细胞的生成，从而形成对过敏原的耐受。这样讲稍显晦涩艰深，家长们仍然会感到困惑。通俗地讲，在我们生活的环境中，虽然大多数细菌是有害的、应被清除的，但也有部分细菌会做"好事"——激活人体的免疫功能。儿童感染这些细菌，才能令他们的免疫系统获得更多"锻炼"的机会。这种反复的刺激，提高了身体对过敏原的耐受阈值，耐受阈值提高了，一旦遇到过敏原，反而不容易引起哮喘了。如果儿童一直处于过于洁净的环境中，生活的环境消毒得太彻底，以至于这些"好细菌"也不能幸免的话，免疫系统就不能被启动，那么当他们遇到一点"脏东西"，如花粉、动物皮屑，或者其他普通无害的物质时，人体的免疫系统便会对那些物质产生过激的反应，从而引起哮喘、过敏性鼻炎等疾病发作。

提倡母乳喂养，减少哮喘患病

婴儿期给予母乳喂养者，其过敏性疾病的发病率，包括哮喘，显著低于采用牛奶人工喂养者。母乳中所含的免疫因子和免疫球蛋白，具备增强婴儿免疫力的功能，从而有效降低婴儿罹患呼吸道感染及哮喘的风险。研究指出，在非特应性体质人群中，持续三个月以上的母乳喂养可促进婴儿消化系统和上呼吸道菌群的有序发展，有利于婴儿呼吸系统的健康发育，进而降低学龄前儿童患哮喘的风险。母乳为婴儿提供了包括 IgA 在内的多种免疫物质。IgA 作为人体黏膜表面的重要免疫物质，在拮抗病毒及其他病原体、阻断抗原侵入等方面发挥着关键作用。此外，母乳中所包含的乳铁蛋白、溶菌酶、补体及 T 淋巴细胞、B 淋巴细胞和巨噬细胞等，这些成分共同构建起强大的抗感染机制，有助于减少婴幼儿感染的发生。母乳中所含的营养成分均衡且全面，对婴儿的体格发育具有积极的促进作用。

众多研究指出，母乳喂养与婴儿智力发展之间存在正向关联，这可能归因于母乳中特定成分对婴幼儿大脑发育的积极影响。

近年来，心理因素在哮喘发病机制中的作用日益受到学界的关注。在母乳喂养过程中，母亲与婴儿之间的密切互动有助于增进彼此间的情感联系，使婴儿感受到更多的关爱与安全感。母爱作为一种宝贵的精神营养，通过母乳喂养，婴儿在早期便能受到良好的心理影响，从而可能降低哮喘的发病率。

有鉴于此，建议在婴儿出生后的第一年内，家庭尽可能实施母乳喂养。提倡母乳喂养不仅有助于降低哮喘的患病风险，而且对婴幼儿的生长发育、智力发展、亲子关系的建立及母亲的产后康复和疾病预防均具有积极作用。因此，应积极倡导并推广母乳喂养，为婴幼儿的健康成长营造更加有利的环境。

👢 哮喘患儿慎赏花

这一建议基于哮喘与过敏原之间存在紧密关联的科学依据。

哮喘的发病机制与过敏反应紧密相关。过敏原，如花粉、尘螨等，通过吸入或接触等方式进入人体，触发免疫系统的异常反应，导致气道炎症和痉挛，从而引发哮喘症状。

花卉是花粉的主要来源之一。哮喘患儿在赏花过程中易吸入花粉颗粒，从而诱发哮喘发作。

花粉过敏的哮喘患儿在接触花粉后，可能出现呼吸困难、咳嗽、皮肤瘙痒、结膜充血等症状，严重时甚至可能引起哮喘急性发作。

除花粉外，花卉亦可能携带其他过敏原，如尘螨、霉菌等。这些过敏原同样可能引发哮喘患儿的过敏反应。

对于哮喘患儿而言，赏花可能伴随着潜在的健康风险。对此，家长不妨参照以下建议，为患儿做出合理的活动计划及采取恰当的预防措施。

（1）**避免花粉暴露**　为降低哮喘患儿的花粉吸入量，建议其在花草树木茂盛的区域避免进行剧烈运动。

在花粉浓度较高的季节或气象条件下，哮喘患儿应尽量减少户外活动，并采取佩戴口罩、护目镜等防护措施，以降低其花粉暴露风险。

（2）**掌握过敏原信息**　哮喘患儿家长应掌握详尽的患儿过敏原信息，以便更好地采取预防措施。如果患儿对特定的花粉过敏，家长应尽量避免其接触相应的花卉等过敏原。

（3）**及时寻求医疗帮助**　一旦哮喘患儿在赏花活动后表现出过敏反应或哮喘症状，应立即就医并向医生详尽告知患儿的过敏原信息。医生会根据患儿的临床表现及过敏原信息制定相应的治疗方案，以缓解其哮喘症状并预防病情恶化。

对于哮喘患儿而言，赏花活动可能引发潜在的健康风险。因此，患儿家长需采取审慎态度。通过避免花粉暴露、掌握过敏原信息并及时寻求医疗帮助等措施，可以有效降低哮喘患儿赏花时所面临的健康风险。

哮喘患儿可以吹空调吗

在夏季炎热或冬季寒冷的环境下使用空调时，人们常会关闭门窗，这在一定程度上影响了空气流通，难以保持室内空气新鲜，甚至使空气中的氧浓度降低。对于哮喘患儿而言，这可能引发头晕、咽干、胸闷及呼吸不畅等症状。冷空气的刺激作用会导致鼻腔血管收缩，减弱局部的防御机制；同时，空气的干燥状态会干扰鼻纤毛的运动，使得病原体在呼吸道内难以清除，从而诱发咳嗽、鼻痒、打喷嚏等哮喘发作的前驱症状。自主神经系统，对支气管和肺部具有支配作用，包括交感神经和副交感神经两部分，它们之间相互制约以保持生理平衡。一旦这种平衡被打破，可能会导致气道反应性增加，进而诱发哮喘。当呼吸道受到不良刺激时，患儿免疫系统会产生反应，导致呼吸道肿胀，进而引起呼吸困难。

哮喘患儿在难以避免地进入使用空调的密闭空间时，家长便需要多加防范。可以参考以下建议。

（1）定期进行空调清洁　研究表明，空调的滤网、散热片等部件易积累灰尘、细菌及螨虫，因此，定期清洗是必要的维护措施。尤其在空调长时间未使用的情况下，重新启用前应实施彻底的清洁作业，以降低哮喘发作的风险。

（2）避免空调直吹患儿　为防止患儿受凉并诱发哮喘，空调运转时，其出风口应避免朝向患儿。

（3）调节适宜的室内温湿度　空调温度设定不宜过低，以减少室内外温差，避免患儿因进出温差过大的环境而引发哮喘。同时，考虑到空调房内空气可能较为干燥，可适度增加室内湿度，但需注意控制湿度水平，维持在适宜的范围。

（4）**注意通风换气**　在使用空调的同时，应定期开窗通风，以确保室内空气新鲜。

（5）**监测患儿状态**　家长应密切观察患儿在空调环境中的健康状态。若患儿出现呼吸急促、咳嗽等症状，家长应立即调整空调使用方式或暂时关闭空调，以确保患儿健康。

（6）**哮喘急性期慎用空调**　在哮喘急性发作期间，建议避免使用空调，以免加剧患儿症状，影响治疗效果。

综上所述，在非急性期，哮喘患儿通常能够耐受空调环境，关键在于对空调的合理运用。家长需密切监测患儿的健康状况，并采取相应的预防措施，以降低哮喘发作的风险

参考文献

[1] 穆红玉，陈育智，马煜，等. 中国儿童哮喘患病率的地区差异与生活方式的不同有关 [J]. 中华儿科杂志，2006，44（1）：41-45.

第三章
几度喘息几度愁

🅛 说了这么多，哮喘怎么诊断

小明最近一个月反复喘息、咳嗽、气促、胸闷，凭这些症状是否就可以诊断小明患有哮喘呢？答案是否定的。虽然大部分哮喘患儿具有上述呼吸道症状，但我们不能仅根据这些临床症状来诊断哮喘，因为这些呼吸道症状在哮喘和非哮喘性疾病中均可出现。而哮喘的呼吸道症状有什么典型特征呢？

第一，诱发因素多样性。对于儿童来说，生活中好多因素可诱发哮喘发作，比如呼吸道感染、接触过敏原、剧烈运动等。有资料显示，呼吸道感染为哮喘发作的首要诱发因素，反复呼吸道感染可以引起儿童发作性的小气道呼吸功能障碍，从而导致哮喘的发生。8.9%的哮喘儿童可因接触某些刺激性气味诱发哮喘发作，常见的气味来源包括香烟、装修及装饰材料、发霉气味等。剧烈运动容易诱发支气管痉挛，引起气道高反应性，是较为常见的儿童哮喘发作因素之一。

第二，反复发作性。若儿童出现超过每月一次的喘息发作，家长应予以高度重视，警惕哮喘的可能性。

第三，发作时间的节律性。若儿童常在夜间及凌晨出现哮喘发作或加重，这种情况需要家长密切注意儿童病情变化。

第四，发作的季节性。哮喘通常在秋冬季节或气候骤变时发作或加重。

第五，可逆性。如果儿童使用平喘药如沙丁胺醇、特布他林雾化药能够缓解症状，那么更需怀疑其是否为哮喘了。

如何判断儿童是否为哮喘呢？我们在第一章提到过对哮喘早期的预测，家长可据此进行判断，及早发现及早就医。

医生诊断支气管哮喘则需要进行病史询问、体格检查、实验室检查，根据以下诊断标准进行诊断。

① 反复发作喘息、咳嗽、气促、胸闷，多与接触变应原、冷空气、物理/化学性刺激、呼吸道感染、运动及过度通气（如大笑和哭闹）等有关，常在夜间和（或）凌晨发作或加剧。

② 发作时，双肺听诊可闻及散在或弥漫性、以呼气相为主的哮鸣音，呼气相延长。

③ 上述症状和体征经抗哮喘治疗有效或自行缓解。

④ 除外其他疾病所引起的喘息、咳嗽、气促和胸闷（先天性肺发育急性及心血管方面疾病）。

⑤ 临床表现不典型者（无明显喘息或体征），同时应至少具备以下一项：

a. 支气管激发试验或运动激发试验阳性。

b. 证实存在可逆性气流受限：

◇ 支气管舒张试验阳性：吸入速效 β_2 受体激动剂后15分钟第1秒用力呼气容积（FEV_1）增加 $\geqslant$ 12%；

◇ 抗哮喘治疗有效：使用支气管舒张剂和口服（或吸入）糖皮质激素治疗1~2周后，FEV_1 增加 $\geqslant$ 12%；

◇ 最大呼气流量每日变异率（连续监测1~2周）$\geqslant$ 20%。

由于患儿可逆性气道阻塞的客观指标不易获得，因此，如果怀疑哮喘，可以尽早参照哮喘治疗方案开始尝试性治疗，并定期评估治疗反应。如治疗4~8周无效，则需考虑进一步诊断评估；如治疗有效，则每 3~6 个月重新评估；如除外可能引起反复喘息的其他疾病，停用哮喘治疗药物后再次喘息，可以明确哮喘诊断。

综合来说，对于典型哮喘，具备①~④条就可诊断；对于不典型哮喘，可通过辅助检查进行诊断。对任何出现反复喘息和咳嗽发作的婴幼儿都应该考虑哮喘，但只有通过长期随访和抗感染治疗后的反应才可确诊。

常见的哮喘有几种

5 岁的贝贝咳嗽已经一个多月了，且咳嗽多发生于夜间或凌晨，呈阵发性，但是没有喘息、发热等情况，先后服用过多种抗生素及中成药止咳，效果均不理想，后经医院诊断为"哮喘"。贝贝家长感到十分困惑，他们一直认为贝贝只是咳嗽而已，怎么就成哮喘了呢？医生解释道，贝贝得的是"咳嗽变异性哮喘"，这是哮喘的一种常见类型。那么常见的哮喘有哪几种类型呢？每种类型又有什么特点呢？

（1）**咳嗽变异性哮喘（CVA）** 又称咳嗽型哮喘，是指以慢性咳嗽为主要或唯一临床表现的一种特殊类型支气管哮喘。具体表现为儿童持续咳嗽＞1 个月，常在夜间或清晨发作，运动、遇冷空气或嗅到特殊气味后加重，常表现为刺激性干咳，少痰，临床无感染征象，或经较长期抗生素治疗无效。由于缺乏典型的喘息症状，经常被误诊和漏诊。而支气管扩张剂诊断性治疗可使咳嗽发作缓解。

（2）**运动性哮喘（EIA）** 一般是指达到一定运动量后出现支气管痉挛、水肿而发生的哮喘，多见于儿童和青壮年。症状通常在运动停止后 5~15 分钟出现，同时伴有肺功能相关参数下降，30~120 分钟可自行缓解。一般来说，运动性哮喘的发作与运动的种类、条件、运动的剧烈程度及运动持续时间有关，如在寒冷季节登山易诱发哮喘，而在夏季游泳、散步等则较少引起。哮喘患儿在病情完全得到控制之前要限制剧烈运动，运动前需在医生指导下使用预防药物，选择合适的时间、运动项目，避免吸入冷空气可在一定程度上避免运动性哮喘的发作。

（3）**胃食管反流相关性哮喘 - 反流性哮喘** 胃食管反流病（GERD）是指胃十二指肠内容物反流入食管引起胃部灼热感、反酸等症状。而食管外反流造成的反流性相关咽喉炎、慢性咳嗽、哮喘，甚至肺部慢性炎性病变也非常普遍，可表现为咳嗽、咳痰、憋气、喘息等哮喘症状，亦可出现反酸、胃部灼热感、咽部异物感、鼻塞、流涕等。

反流的存在，常使吸入性激素和支气管扩张剂等常规抗哮喘治疗，甚至是长期全身性糖皮质激素治疗难以控制哮喘症状。这类哮喘患儿经加用 H_2 受体阻断药或质子泵拮抗剂等药物，再予以规范化治疗，常能使哮喘得到良好控制。

（4）**药物性哮喘（DIA）** 哮喘的一种特殊类型，随着临床用药种类和数量增多，这种哮喘发生率逐渐增高。其共同特征是具有明确的用药史，用药后哮喘发作或加剧，停药后哮喘可有不同程度的缓解，再次用药时可以再发哮喘。可能引起哮喘发作的药物很多，主要有阿司匹林、其他解热镇痛药及非甾体消炎药、受体阻滞药（如普萘洛尔）等。其中，阿司匹林是诱发药物性哮喘最常见的药物，某些哮喘患儿服用阿司匹林后数分钟或数小时即可诱发剧烈的哮喘，这种对以阿司匹林为代表的解热镇痛药的不耐受现象称为"阿司匹林哮喘"。多发生于中年人，有时也可见于少数儿童。

（5）**合并阻塞性睡眠呼吸暂停综合征（OSAS）的哮喘**　某些哮喘患儿夜间哮喘控制不佳常因合并 OSAS。这类哮喘患儿应用持续气道正压通气（CPAP）治疗后，并进行哮喘规范化治疗，常能使夜喘等症状得到良好控制。

哮喘发作有哪些表现

由于哮喘发作的原因和诱因不同，每个患儿表现形式也不尽相同。

（1）**卡他症状**　哮喘发作之前，患儿常出现由变应原引起的鼻部和黏膜的卡他症状，如打喷嚏、流涕、眼痒、干咳或胸闷等。

（2）**喘息和呼吸困难**　这是哮喘发作的典型症状。喘息的发作比较突然，呼吸困难呈呼气性，表现为吸气时间短、呼气时间长。

（3）**咳嗽、咳痰**　咳嗽是哮喘的常见症状，由气道炎症和支气管痉挛引起。干咳常是哮喘的前兆。哮喘发作时，咳嗽、咳痰症状反而减轻，以喘息为主，哮喘发作接近尾声时，咳出大量白色泡沫痰。有一部分患儿哮喘急性发作时，以刺激性干咳为主要表现，无明显的喘息症状，这部分哮喘称为咳嗽变异性哮喘。

（4）**胸闷和胸痛**　哮喘发作时，年长患儿可能有胸闷和胸部发紧的感觉。如果哮喘发作较重，可能与呼吸肌过度疲劳和拉伤有关。突发的胸痛要考虑自发性气胸的可能。

（5）**重症表现**　主要是端坐呼吸、大汗淋漓、说话断续。

（6）**体征**　哮喘的体征与发作有密切的关系。哮喘缓解期，可无任何阳性体征。哮喘发作期，根据病情严重程度可出现不同的体征。

① 一般体征：哮喘患儿在发作时，精神一般比较紧张，呼吸加快、端坐呼吸，严重时可出现口唇和指、趾紫绀。

② 呼气延长的双肺哮鸣音：在胸部听诊时可听到哮鸣音，呼气时间延长而吸气时间缩短，伴有双肺如笛声的高音调，这是小气道梗阻的特征。两肺满布的哮鸣音在呼气时较明显，称为呼气性哮鸣音。很多哮喘患儿在吸气和呼气时皆可闻及哮鸣音。单侧哮鸣音突然消失，应考虑发生自发性气胸的可能。

③ 肺过度膨胀特征：即肺气肿体征，表现为胸腔的前后径扩大，肋间隙增宽，叩诊呈过清音，肺肝浊音界下降，心浊音界缩小。三凹征。长期哮喘的患儿可出现鸡胸的症状。

做哪些检查，能确诊哮喘

有的儿童出现咳嗽，一个月反复几次，甚至出现疑似"喘"的症状。家长带其前来就医时，会主动向医生要求检查胸片（即胸部 X 射线检查）和血常规，以排除肺部感染情况。那么，哪些检查可以用于儿童哮喘的诊断呢？

1.肺通气功能

（1）**常规肺功能**　当哮喘没有典型的临床症状时，我们可根据肺通气功能检查来进行哮喘诊断。这是诊断哮喘的重要手段，也是评估哮喘病情严重程度和控制水平的重要依据。多数患儿在哮喘发作期间或有临床症状/体征时，常出现 FEV_1 和 FEV_1/FVC 等参数的降低。当疑诊哮喘儿童出现肺通气功能降低时，可考虑进行支气管舒张试验，评估气流受限的可逆性；如肺功能未显示异常，可进行支气管激发试验，评估其气道反应性。

（2）**呼气流量峰值（PEF）** PEF 是反映哮喘患儿气流受限程度的一项客观指标。大气道阻塞情况可以随时进行测定，其对哮喘诊断和治疗具有辅助价值，在指导偶发性和夜间哮喘治疗方面更有价值。哮喘患儿 PEF 值的变化规律是凌晨最低，午后或晚上最高，昼夜变异率 ≥ 20% 则意味着能够诊断为哮喘。

2. 过敏状态

过敏原检测可以有助于进行哮喘诊断、了解哮喘患儿发病因素和选择特异性脱敏疗法。过敏原检测包括皮肤点刺试验（SPT）和血清变应原特异性 IgE 测定。血清中总 IgE 含量和特异性 IgE 含量增高。

3. 血常规

部分因变应原所致的哮喘，可见患儿血液标本中嗜酸性粒细胞增多，对其过敏状态评估有一定价值。部分患儿应用 β 受体激动剂后可能出现白细胞总数增加。

4. 气道炎症指标

呼出气一氧化氮（FeNO）检测：有研究显示，反复喘息和咳嗽的学龄前儿童，上呼吸道感染后如 FeNO 水平持续升高 4 周以上，可作为学龄期哮喘的预测指标。FeNO 水平与过敏状态密切相关，但不能有效区分不同种类过敏性疾病人群（如过敏性哮喘变应性鼻炎、变应性皮炎），但 FeNO 指标有利于评估哮喘的控制水平和指导优化哮喘治疗方案的制定。

5. 胸片（即胸部 X 射线检查）

缓解期大多正常，急性发作期可呈单纯过度充气或伴肺门血管阴影增加；合并感染时可出现肺部浸润。有助于排除其他疾病引起的喘息。

综上所述，对于哮喘患儿来说，进行以上检查可以对患儿病情有更全面了解，动态观察患儿病情，对制定下一步的治疗方案有极大的帮助。

得了哮喘，查过敏原有用吗

小明的妈妈平时已经很注意让小明少接触容易导致过敏的食物，但是小明仍因为过敏出现了哮喘。去医院检查过敏原后得知，小明对螨虫中度敏感（++），需接受抗过敏治疗及对症调理。医生告诉小明妈妈平时要多晒被子，定期清洗床上用品及空调过滤器等。因此，过敏原不只是食物，还有可能是尘螨、花粉、化纤类衣物等。无论是吸入性过敏原还是食物性过敏原，都是儿童哮喘发生和发展的主要危险因素，随着季节、地区的不同而造成过敏原有所差异，所以，哮喘患儿还是很有必要对过敏原进行检测的。下面介绍几种常用的过敏原检测方法。

（1）**血清特异性 IgE 检测**　作为专项变应原检测方法之一，可以检测某种特异性过敏原在患儿体内的水平，具有较高的可信度，只有过敏体质者才易出现 IgE。这些最常见的过敏原物质包括螨虫、粉尘、各种花粉、鸡蛋、霉菌、各种食物（牛奶、西红柿、牛肉、羊肉、大豆、芒果、鱼、虾、螃蟹等）、油漆、动物毛屑、化纤类衣物等，必须和临床病史相结合进行判断。需要注意，过敏状态监测呈阴性并不能作为排除哮喘诊断的依据。除前面提到的这些物质之外，生活中的过敏原还有许多，能被检查出来的比较有限，有时对治疗哮喘的实际意义不大，还需家长细心观察以查找自己孩子的过敏原。

（2）**皮肤点刺试验**　这项检查简单易行，痛苦小，特别适用于儿童。皮肤点刺试验是确诊过敏原和选择治疗方案的基础，但点刺试验结果阳性并不能作为确定变应原的依据，必须结合临床症状、病史或进行抗原特异性 IgE 测定加以评价。

（3）**总 IgE 检测**　IgE 是哮喘等变态反应性疾病的重要标志之一。新生儿出生后其他免疫球蛋白逐渐升高，其最高值大约在 10~15 岁出现，直到成年后水平恒定。总 IgE 升高可见于变态反应性疾病（如哮喘、过敏性鼻炎）、寄生虫感染、急慢性肝炎等。因此，总 IgE 升高不一定表示过敏，过敏者总 IgE 也不一定升高。

综上所述，过敏原检测分析对支气管哮喘患儿至关重要，能够有效地为该病的临床治疗和预防提供依据。对于所有存在反复喘息而被怀疑存在哮喘的儿童，尤其是无法配合进行肺功能监测的学龄前儿童，均推荐其进行血清特异性 IgE 测定或皮肤点刺试验，以了解患儿的过敏状态，协助哮喘诊断。

儿童哮喘，为什么要使用峰流速仪

峰流速仪可测量肺功能的重要参数，呼气流量峰值（PEF），用于评估肺的功能和状态。如今，mini 型峰流速仪被广泛应用于哮喘的病情评估和诊断。全球哮喘防治创议（GINA）和中国的《支气管哮喘防治指南》都将 PEF 测定作为哮喘急性发作期和非急性发作期病情严重程度分级和判断的一项重要指标。

峰流速仪构造简单、体积小、重量轻、携带方便、价格便宜，家庭可自备峰流速仪。家长随时为哮喘患儿监测呼气峰流速及昼夜变异率，并记录在哮喘日记中，用以评价与监测支气管哮喘的轻重程度及发作规律，提前预防，有效减少支气管哮喘的急性发作次数。就医时，家长将这些资料提供给医生，亦有助于医生调整治疗用药。在相同气流受限的程度下，不同患儿对呼吸困难的感知能力差别巨大，有的患儿感知能力较弱，直至 PEF 降至很低时才感到呼吸困难，往往延误最佳治疗时机。对于这类患儿，定期监测 PEF 可以预判哮喘病情的变化和早期干预。

因此，哮喘患儿每天使用峰流速仪监测肺功能，就像使用血压仪监测血压，对于评估病情有重要意义。一旦确诊为哮喘，可通过 PEF 短期监测来评估患儿的治疗效果、触发病情恶化的诱因，或为整个治疗计划建立基线。

怎么辨别哮喘有多严重

确诊为哮喘后，家长可结合以下情况辨别哮喘患儿病情严重程度。

1. 治疗前病情严重程度

治疗前的病情严重程度（见表 3-1、表 3-2）可作为依据，用于为新诊断的哮喘患儿和既往已诊断而长时间未应用药物治疗的患儿制订起始治疗方案级别。

表 3-1　≤ 5 岁儿童哮喘病情严重程度

严重程度	日间症状	夜间症状 / 憋醒	应急缓解药的使用	活动受限	急性发作（需使用全身激素治疗）
间歇状态（第 1 级）	≤ 2 天 / 每周，发作间歇无症状	无	≤ 2 天 / 周	无	0~1 次 / 每年
轻度持续（第 2 级）	> 2 天 / 每周，但非每天有症状	1~2 次 / 月	> 2 天 / 周，但非每天使用	轻微受限	6 个月内 ≥ 2 次，根据发作频次和严重程度确定分级
中度持续（第 3 级）	每天有症状	3~4 次 / 月	每天使用	部分受限	
重度持续（第 4 级）	每天持续有症状	> 1 次 / 周	每天多次使用	严重受限	

表 3-2　> 5 岁儿童哮喘病情严重程度

严重程度	日间症状	夜间症状/憋醒	应急缓解药的使用	活动受限	肺功能	急性发作（需使用全身激素治疗）
间歇状态（第 1 级）	≤2天/每周，发作间歇无症状	≤ 2 次 / 月	≤ 2 天 / 周	无	FEV₁ 或 PEF ≥ 正常预计值的 80%，PEF 或 FEV₁ 变异率 < 20%	0~1 次 / 年
轻度持续（第 2 级）	>2天/每周，但非每天有症状	3~4 次 / 月	> 2 天 / 周，但非每天使用	轻微受限	FEV₁ 或 PEF ≥ 正常预计值的 80%，PEF 或 FEV₁ 变异率 20%~30%	≥ 2 次 / 年，根据发作的频次和严重程度确定分级
中度持续（第 3 级）	每天有症状	>1 次 / 周，但非每晚有症状	每天使用	部分受限	FEV₁ 或 PEF 达正常预计值的 60%，PEF 或 FEV₁ 变异率 > 30%	
重度持续（第 4 级）	每天持续有症状	经常出现，通常每晚均有症状	每天多次使用	严重受限	FEV₁ 或 PEF < 正常预计值的 60%，PEF 或 FEV₁ 变异率 > 30%	

2. 治疗期间哮喘病情严重程度分级

规范化分级诊疗期间，慢性持续期患儿的病情严重程度分级应根据临床表现和目前每天治疗方案的级别综合判断（见表 3-3、表 3-4）。

表 3-3　≥ 6 岁儿童哮喘症状控制水平分级

评估项目	良好控制	部分控制	未控制
日间症状 > 2 次 / 周 夜间因哮喘憋醒 应激缓解药使用 > 2 次 / 周 因哮喘而出现活动受限	无	存在 1~2 项	存在 3~4 项

表 3-4 ＜6 岁儿童哮喘症状控制水平分级

评估项目	良好控制	部分控制	未控制
持续至少数分钟的日间症状＞1 次 / 周 夜间因哮喘憋醒或咳嗽 应激缓解药使用～1 次 / 周 因哮喘而出现活动受限（较其他儿童跑步 / 玩耍减少，步行 / 玩耍时容易疲劳）	无	存在 1~2 项	存在 3~4 项

3. 哮喘急性发作期间病情严重程度分级

哮喘急性发作是指喘息、气急、咳嗽、胸闷等症状突然发生，或原有症状急剧加重，常有呼吸困难，因接触变应原等刺激物所致。我们需要对哮喘急性发作病情作出正确评估（见表 3-5、表 3-6），以便给予及时有效的治疗。

表 3-5 ≥6 岁儿童哮喘急性发作期病情严重程度的分级

临床特点	轻度	中度	重度	危重度
呼吸急促	步行时	稍事活动时	休息时	呼吸不整
体位	可平卧	喜坐位	前弓位	不定
讲话方式	能成句	成短句	说单字	难以说话
精神状态	可有焦虑、烦躁	常焦虑、烦躁	常焦虑、烦躁	嗜睡、意识模糊
辅助呼吸肌活动及三凹征	常无	可有	通常有	胸腹反常运动
哮鸣音	散在，呼气末期	响亮、弥漫	响亮、弥漫双相	减弱乃至消失
脉率	略增加	增加	明显增加	减慢或不规则

续表

临床特点	轻度	中度	重度	危重度
PEF 占正常预计值或本人最佳值百分数（%）	> 80	SABA 治疗前：50 ~ 80 SABA 治疗后：> 60 ~ 80	SABA 治疗前：≤ 50 SABA 治疗后：≤ 60	无法完成检查
血氧饱和度（吸空气）	0.90 ~ 0.94		0.90	< 0.90

注：①判断急性发作严重程度时，只要存在某项严重程度的指标，即可归入该严重程度等级；②幼龄儿童较年长儿和成人更易发生高碳酸血症（低通气）；PEF：最大呼气峰流量。

表3-6　< 6 岁儿童哮喘急性发作期病情严重程度的分级

临床特点	轻度	重度
精神意识改变	无	焦虑、烦躁、嗜睡或意识不清
血氧饱和度（治疗前）	≥ 0.92	< 0.92
讲话方式	能成句	说单字
脉率	< 100 次 / 分钟	> 200 次 / 分钟（0 ~ 3 岁） > 180 次 / 分钟（4 ~ 5 岁）
紫绀	无	可能存在
哮鸣音	存在	减弱，甚至消失

🔧 儿童哮喘如何分期

　　有患儿家长提出疑问，最近没有症状，为什么还要坚持治疗哮喘？许多家长因为经济因素或担心药物长期使用的副作用，只有在患儿哮喘发作时才进行治疗。这样其实会使患儿的哮喘反复发作，不仅加重病情，更增加了急诊率和住院率，还增加了治疗疾病的医疗支出。

支气管哮喘是一种慢性气道炎症性疾病，由于哮喘疾病的特点，对于表现不同、有或无症状及症状的轻重程度不同等情况所采取的治疗方法和措施是不同的。所以，对患儿进行评估分期，并根据分期评估严重程度是非常重要的。一般来说，哮喘分为急性发作期、慢性持续期、临床缓解期。

（1）**急性发作期** 突然发生喘息、咳嗽、气促、胸闷等症状，或原有症状急性加重；常有呼吸困难。多因接触过敏原、刺激性物质或呼吸道感染诱发，或治疗不当所致。

（2）**慢性持续期** 近3个月内不同频次和（或）不同程度地出现过喘息、咳嗽、气促、胸闷等症状。对慢性持续期哮喘患儿进行控制水平的评估，对其临床症状（哮喘症状、夜间憋醒、缓解药物使用、活动受限）的控制和降低未来风险尤为重要，是对哮喘患儿基本状态的总体评估，对为患儿选择、调整治疗方案及评估预后风险有指导意义。

（3）**临床缓解期** 其定义为，经过治疗或未经治疗，哮喘患者的症状、体征消失，肺功能恢复到正常或急性发作前水平，不须使用 β_2 受体激动剂，无运动受限，无须增加哮喘治疗药物或药物减至最低剂量，并维持3个月以上的阶段。但即使在临床缓解期，作为哮喘患儿的家长也不能掉以轻心，随意减药或停药。因为虽然症状、体征消失，但患儿的气道高反应性仍存在，仍有再次喘息的可能。

儿童哮喘有哪些并发症

儿童哮喘经积极治疗，一般均能缓解。若不及时干预，病情长期反复不愈，导致重症哮喘的发生，进而可出现一系列并发症，加重病情甚至危及生命，因此，患儿家长有必要保持高度警惕。严重的哮喘会出现哪些并发症呢？

（1）**缺水、电解质紊乱和酸碱平衡失调** 哮喘患儿呼吸道丢失大量水分，加之大量汗出，或使用茶碱类药物所造成的尿量增加，常会出现轻、中度脱水，电解质紊乱如低钾、低钠。脱水会使呼吸道分泌物黏稠度增加，进一步阻塞气道。而哮喘患儿因发生严重哮喘，呼吸困难，导致氧气吸入不足而致低氧血症，呼吸肌过度运动使体内能量消耗，体内酸性产物积聚而发生代谢性酸中毒，过度换气阶段又会导致呼吸性碱中毒。

（2）**纵隔气肿、皮下气肿、气胸** 这些是最常见的哮喘重症的并发症。重症哮喘患儿气道严重阻塞，肺泡过度膨胀，肺内压增高而使肺泡破裂，气体进入肺间质而形成间质性肺气肿，肺间质内气体沿肺血管周围鞘膜进入纵隔，引起纵隔气肿，亦可进入皮下组织形成皮下气肿；有时，进入心包形成心包积气。另外，肺泡内压增高易使胸膜下肺泡或肺大疱破裂导致气胸，如破裂处形成活瓣，发生张力性气胸，导致呼吸和循环功能障碍。张力性气胸是儿童重症哮喘极其危险的并发症。

（3）**肺不张** 在重症哮喘的发生机制中，支气管黏膜水肿和黏液栓形成非常重要。重症哮喘时，气道黏液腺体分泌亢进，黏液产生增多，与脱落的气道上皮细胞、炎性细胞等形成黏液栓。由于气道上皮细胞脱落，纤毛－黏液系统的功能受损，加之呼吸增快，不显性失水增多，使黏液栓的黏稠度增高，可广泛阻塞中小支气管，发生肺不张。严重时，黏稠的黏液栓可阻塞整个主支气管，出现整叶肺不张。

（4）**呼吸衰竭**　儿童重症哮喘最严重的并发症之一。重症哮喘时，支气管黏膜水肿、气道平滑肌过度痉挛和黏液栓形成，使气道严重阻塞，引起肺泡通气过低及通气／血流比例失调，导致低氧血症，发生Ⅰ型呼吸衰竭。气道阻塞进一步加重时，发生Ⅱ型呼吸衰竭；同时，低氧和酸中毒降低了呼吸肌的耐力，导致呼吸肌疲劳，加剧呼吸衰竭的症状。另外，重症哮喘患儿并发纵隔气肿、皮下气肿、气胸及肺不张，也是导致呼吸衰竭的因素之一。

（5）**心力衰竭**　重症哮喘患儿由于严重缺氧、二氧化碳潴留及代谢性酸中毒抑制心肌收缩力，促使肺血管收缩，导致肺动脉高压，增加右心室后负荷。胸膜腔内压增加可降低静脉回流，虽然静脉回流的降低可通过增强吸气来代偿，但是随着右心室充盈压的增加，室间隔移向左心室，导致舒张功能受损及充盈不完全，吸气时胸内负压的增加也降低心室肌肉的收缩力，增加左心室的后负荷，可发生心力衰竭。

（6）**心律失常**　由于低氧血症，代谢性酸中毒，低血钾，应用甲泼尼龙、β_2受体激动剂和氨茶碱，重症哮喘患儿可出现室性心动过缓、期前收缩、室上性心动过速等心律失常。但是，这些情况会随哮喘病情的控制而缓解。

（7）**闭锁肺综合征**　哮喘急性发作时，由于痰栓广泛堵塞了支气管，或频繁使用 β 受体激动剂造成气道平滑肌上的 β 受体功能下调，引起支气管平滑肌痉挛而使通气阻滞。若抢救不及时，常有生命危险。

（8）脑病　由于低氧血症使脑血管通透性增加，导致脑细胞水肿及二氧化碳潴留，引起二氧化碳脑病。重症哮喘患儿可出现焦虑、烦躁或恐惧，若病情进一步发展，甚至出现嗜睡、昏迷。

（9）生长发育迟缓　多见于哮喘常年发作或长期口服皮质激素者。这类患儿可能因为营养不良、低氧血症、内分泌紊乱，或因皮质激素抑制蛋白合成等而对儿童的生长发育带来较大的影响。

（10）胸廓畸形和肋骨骨折　哮喘的并发症中，胸廓畸形相当常见，主要见于自幼罹患哮喘的患儿或长期发病者。肋骨骨折主要是在哮喘剧烈咳嗽或喘息时，由于横膈的猛烈收缩而气道又存在阻塞，以致发生肋骨骨折。

此外，哮喘患儿也会因为哮喘发作需要住院治疗而缺课，导致学校生活及同伴关系不良，影响孩子的日常生活和社会交往，使孩子的社会适应能力降低。父母对哮喘患儿的过度保护养育，也会使得患儿形成以自我为中心、依赖心强、情绪不稳定、烦躁焦虑等不良性格。

什么是哮喘持续状态

哮喘急性发作经合理应用支气管舒张剂和糖皮质激素等哮喘缓解药物治疗后，仍有严重或进行性呼吸困难加重者，称为哮喘严重发作，又称哮喘持续状态。哮喘持续状态时支气管呈严重阻塞，如病情未得到及时缓解，可迅速发展为呼吸衰竭，直接威胁生命安全。

那么，哮喘持续状态有什么临床表现呢？哮喘急性发作或加重时，患儿会出现烦躁不安，端坐呼吸、耸肩喘息等呼气困难表现更加显著，面色苍白，鼻翼煽动，口唇及指甲紫绀，全身冷汗，辅助呼吸肌收缩；自诉胸闷、气短，甚至说话不连贯。年长患儿可见颈静脉怒张。

听诊时可闻及哮鸣音或干湿啰音。若气道梗阻严重，呼吸音可明显减轻，心率加快。当呼气流量峰值（PEF）低于预计值50%时，患儿因喘息而出现言语不连贯，大汗，为急性重症哮喘发作；当PEF低于预计值30%时，患儿呼吸减弱，呼吸音低甚至难以闻及，并出现紫绀、烦躁、意识障碍，甚至昏迷，为致命性哮喘发作。查体可闻及广泛哮鸣音或哮鸣音不明显，鼻翼煽动，口唇发绀，心动过速，呼吸增快，吸气时出现"三凹征"，即胸骨上窝、锁骨上窝、肋弓下部呈现凹陷。哮喘持续状态容易发生低氧血症，进而可发展为高碳酸血症、代谢性酸中毒，最终可因呼吸肌疲劳、呼吸衰竭而死亡。还有5%的患儿可出现脱水及电解质紊乱。年幼患儿因肺通气不足较成年人更容易出现高碳酸血症。

哮喘持续状态需急诊治疗，入住重症监护病房，进行心脏监测，用观察表记录详细情况，包括入院时间、临床表现、生命体征（包括血气分析、PEF）、用氧情况、治疗过程及用药情况。临床治疗儿童哮喘持续状态单纯采用抗感染、解痉等对症处理方式效果较差。哮喘持续状态给临床医生带来较大压力，治疗护理不当很可能导致患儿呼吸衰竭而死亡，严重威胁患儿生命健康安全。

哮喘严重发作时，首先考虑到可能是由此前医疗处理失败所致，如在疾病早期被患儿父母及早发现并适当处理是可以预防的。因此，对患儿及其家长的健康宣教十分必要，应使家长了解哮喘严重发作的征兆及合并猝死的知识，合理用药，懂得何时应该去医院治疗。

严重危及儿童健康甚至可以引起猝死的情况有以下特点：婴儿时期曾发生严重喘息；哮喘严重发作长期反复出现；激素依赖，过多应用肾上腺素气雾剂；胸廓畸形，生长发育迟缓；听诊有异常，肺部 X 射线检查及肺功能不正常，有些表现为夜咳、喘息、运动受限、对药物产生耐受，虽其用药较平时加量但效果仍不佳。

儿童哮喘的中医分期与常规治疗

中医认为哮喘应按发作期和缓解期分别施治。发作期攻邪治标，分辨寒热虚实辨证施治；缓解期扶正治本，以补肺固表、补脾益肾为主，调脏腑功能，除生痰之因。

1. 发作期（急性发作期）

寒性哮喘

证候： 气喘咳嗽，喉间哮鸣，痰稀色白，多泡沫，形寒肢冷，鼻塞，流清涕，面色淡白，唇青，恶寒无汗，舌质淡红，舌苔白滑或薄白，脉浮紧，指纹红。

辨证要点： 气喘咳嗽，喉间哮鸣，痰白清稀，形寒无汗，舌质淡红，苔白，脉浮紧。

治法： 温肺散寒，涤痰定喘。

主方：小青龙汤（《伤寒论》）合三子养亲汤（《韩氏医通》）加减。

常用药：麻黄、桂枝、细辛、干姜、半夏、白芍、五味子、白芥子、紫苏子、莱菔子。

加减：咳嗽甚者，加紫菀、款冬花、旋覆花；哮吼甚者，加射干、地龙、僵蚕。若外寒不甚、寒饮阻肺者，可用射干麻黄汤加减。

热性哮喘

证候：咳嗽喘息，声高息涌，喉间哮吼痰鸣，痰稠黄难咯，胸膈满闷，身热，面赤，鼻塞流黄稠涕，口干，咽红，尿黄，便秘，舌质红，舌苔黄，脉滑数，指纹紫。

辨证要点：咳嗽喘息，声高息涌，咯痰稠黄，身热咽红，舌红苔黄。

治法：清肺涤痰，止咳平喘。

主方：麻黄杏仁甘草石膏汤（《伤寒论》）合苏葶丸（《医宗金鉴》）加减。

常用药：炙麻黄、杏仁、前胡、石膏、黄芩、葶苈子、紫苏子、桑白皮、射干、瓜蒌皮、枳壳。

加减：喘急者，加地龙；痰多者，加胆南星、竹沥；咳甚者，加炙百部、炙款冬花；热重者，加栀子、虎杖、鱼腥草；咽喉红肿者，加重楼、山豆根、板蓝根；便秘者，加瓜蒌、枳实、大黄。若表证不著，喘息咳嗽，痰鸣，痰色微黄者，可选定喘汤加减。

外寒内热

证候：喘促气急，咳嗽痰鸣，咯痰黏稠色黄，胸闷，鼻塞喷嚏，流清涕，或恶寒无汗发热，面赤口渴，夜卧不安，大便干结，小便黄赤，舌质红，舌苔薄白或黄，脉滑数或浮紧，指纹浮红或沉紫。

辨证要点：喘促哮鸣，恶寒无汗，鼻塞清涕，但咯痰黏稠色黄，尿赤便秘。

治法：散寒清热，降气平喘。

主方：大青龙汤（《伤寒论》）加减。

常用药：麻黄、桂枝、白芍、细辛、五味子、半夏、生姜、石膏、黄芩、生甘草、紫苏子、射干、蜜紫菀。

加减：热重者，加栀子；咳喘哮吼甚者，加桑白皮、葶苈子；痰热明显者，加地龙、黛蛤散、竹沥。

虚实夹杂

证候：病程较长，哮喘持续，喘促胸闷，咳嗽痰多，喉中痰吼，动则喘甚，面色少华，畏寒肢冷，神疲纳呆，小便清长，舌质淡，苔薄白或白腻，脉细弱，指纹淡滞。

辨证要点：喘促胸闷，咳嗽痰多，喉中痰吼，动则喘甚，神疲纳呆。

治法：补肾纳气，泻肺平喘。

主方：偏于上盛者，苏子降气汤（《丹溪心法》）加减；偏于下虚者，射干麻黄汤（《金匮要略》）合都气丸（《症因脉治》）加减。

常用药： 紫苏子、半夏、当归、枳实、射干、蜜麻黄、五味子、细辛、款冬花、熟地黄、山茱萸、山药、补骨脂。

加减： 动则气喘者，加紫石英、诃子；畏寒肢冷者，加附子、淫羊藿；畏寒腹满者，加椒目、厚朴；痰多色白、屡吐不绝者，加白果、芡实；发热咯痰黄稠者，加黄芩、冬瓜子、金荞麦。

2. 缓解期

肺脾气虚

证候： 咳嗽无力，反复感冒，气短自汗，神疲懒言，形瘦纳差，面白少华或萎黄，便溏，舌质淡胖，舌苔薄白，脉细软，指纹淡。

辨证要点： 反复感冒，气短自汗，咳而无力，面白少华，纳差便溏。

治法： 补肺固表，健脾益气。

主方： 人参五味子汤（《幼幼集成》）合玉屏风散（《医方类聚》）加减。

常用药： 人参、五味子、茯苓、白术、甘草、黄芪、防风、半夏、橘红。

加减： 汗出甚者，加煅龙骨、煅牡蛎；常有喷嚏流涕者，加辛夷、乌梅、白芍；咽痒者，加蝉蜕、僵蚕；痰多者，加浙贝母；纳谷不香者，加焦六神曲、炒谷芽、焦山楂；腹胀者，加莱菔子、枳壳、槟榔；便溏者，加怀山药、炒扁豆。

脾肾阳虚

证候： 动则喘促，咳嗽无力，气短心悸，面色苍白，形寒肢冷，脚软无力，腹胀纳差，大便溏泄，夜尿多，发育迟缓，舌质淡，舌苔薄白，脉细弱，指纹淡。

辨证要点： 咳嗽无力，动则喘促，气短心悸，面色苍白，肢冷脚软，腹胀纳差，大便溏泄，夜尿多，发育迟缓。

治法： 健脾温肾，固摄纳气。

主方： 金匮肾气丸（《伤寒杂病论》）加减。

常用药： 附子、肉桂、淫羊藿、熟地黄、山茱萸、杜仲、山药、茯苓、核桃仁、五味子、银杏。

加减： 虚喘明显者，加蛤蚧、冬虫夏草；咳甚者，加款冬花、紫菀；夜尿多者，加益智仁、菟丝子、补骨脂。

肺肾阴虚

证候： 喘促乏力，咳嗽时作，干咳或咳痰不爽，面色潮红，形体消瘦，潮热盗汗，口咽干燥，手足心热，便秘，舌红少津，舌苔花剥，脉细数，指纹淡红。

辨证要点： 干咳少痰，夜间盗汗，形体消瘦，舌质红，苔花剥，脉细数。

治法： 补肾敛肺，养阴纳气。

主方： 麦味地黄丸（《寿世保元》）加减。

常用药： 麦冬、百合、山茱萸、熟地黄、枸杞子、怀山药、紫河车、五味子、茯苓。

加减： 盗汗甚者，加知母、黄柏；呛咳不爽者，加百部、南沙参、款冬花；潮热者，加鳖甲、地骨皮。

名老中医话哮喘

1.祝谌予重脾肾治痰平喘通气机

祝谌予教授根据多年临床经验，认为肺脏所伏之痰浊水饮是哮喘屡发不止的潜在病理因素，即《金匮要略》所谓"留饮""伏饮"，后世称之为"窠囊之痰"。因而，祝教授强调"治喘先治痰，治痰宜调气"，以豁痰下气的三子养亲汤为基础，加杏仁宣肺平喘、葶苈子泻肺行水，一宣一泻，气机通畅则哮喘自平，但宜在无表邪的情况下应用。

哮喘因痰浊阻肺者固多，然而肺胃气逆或肝经郁火致病者亦不少。祝教授临证治喘时非常重视人身气机的通畅，除宣肺、肃肺之外，还常以降胃气、疏肝气为主治喘。如旋覆代赭汤在《伤寒论》中本治呕吐、呃逆等胃肠疾患，而祝教授借旋复花、代赭石镇喘降气之功，独用其治肺胃气逆之喘证。对精神紧张或情志不遂诱发哮喘者，祝教授常用逍遥散加牡丹皮、黄芩、钩藤、地龙、杏仁、前胡、白前等平肝解痉、宣肺止咳，寓有调畅气机、气顺痰消的含义，体现审证求因的精神。

典型的季节性哮喘与过敏因素密切相关。祝教授辨病用药辅以活血以抗敏解痉，并常采用其治疗过敏性哮喘的经验方——过敏煎，治疗每因接触花粉、尘螨、药物及多种致敏物质而导致的哮喘发作。

秘验方

过敏煎

组成：银柴胡、炒防风、乌梅、五味子、甘草。

功效：抗敏解痉，敛肺下气。

本方用甘草和中缓急、润肺，甘草具有肾上腺激素样作用，有抗炎、抗变态反应作用；以乌梅收敛、生津，有抗过敏作用；以五味子敛肺、滋肾、生津，有增强肾上腺皮质功能的作用；以防风祛风，银柴胡清热凉血，推陈致新。诸药合用，敛肺下气，祛风清热，抗过敏，而用于过敏性哮喘。

2. 焦树德治哮喘擅长用麻黄，辨两纲六证三原则

焦树德教授根据数十年的临床实践经验认为，由于体质、病因、年龄、环境等不同，喘证之临床表现基本上可以归纳为虚实两纲，"邪气盛则实"，"精气夺则虚"，必须明辨，不可犯虚虚实实之戒，以免误诊误治。

焦教授治疗哮喘善用麻黄，麻黄除了辛温发汗、解表散寒以外，有明显的宣肺平喘作用。焦教授认为，凡是风寒外侵、毛窍束闭而致肺气不得宣通的外感喘咳，都可用麻黄治疗。即使是表证已解，但还有喘咳，仍可以继续用麻黄治疗，这时可改用炙麻黄，因生麻黄发汗解表的效力大，而炙麻黄发汗力小，但平喘止咳的效果好。焦教授用麻黄治疗喘咳，多以杏仁相伍。

秘验方

自拟麻杏苏茶汤

组成：麻黄 3~9g，杏仁 10g，紫苏子 10g，桔梗 6g，茶叶 6~
　　　　10g，干姜 3~5g，诃子 3g，炙甘草 3g。

功效：散寒平喘，温肺化痰。

主治：哮喘之寒实证。此证每逢冬季或受寒凉侵袭便容易发
为哮喘，或使病情加重，兼见痰白而稀，喜暖喜热饮。
舌苔白，脉象滑或迟缓。

自拟麻杏蒌石汤

组成：麻黄 2~6g，杏仁 10g，桑白皮 10g，槟榔 10g，金沸草
10g，地骨皮 10g，瓜蒌 20~50g，生石膏 20~60g，葶
苈子 6~10g，生甘草 3g。

功效：清宣肺热，降气豁痰。

主治：哮喘之热实证。本证可见气喘声粗，痰黄口渴，恶热
喜凉，舌苔黄，脉数。每逢夏季或遇热则病情加重。

3. 徐仲才以内因为主肾虚为要，兼顾寒热虚实扶正祛邪

哮喘发病原因很多，大致可归纳为内因和外因两个方面。外因
多以受寒、气候转变或疲劳为主，内因主要为体质因素。在内因方
面，肾阳盛衰与哮喘的关系至为密切。从生理角度来说，阳气是生
命的动力；从病理角度来说，阳气是机体抗病的主力。而肾主一身
之阳，命门是生命之根。哮喘患儿常常表现出命火衰微之象，肾气
失于摄纳，因而病情日趋严重。对于哮喘一类疾病，徐教授主张标
本并治，强调治本为主。而所谓标本与脏腑虚实相联系，以哮喘言，
客邪是标，脾肺肾三脏之虚为本。

秘验方

散寒温阳止喘汤

组成：生麻黄 6g，杏仁 9g，苏子 12g，白芥子 12g，干姜 6g，
细辛 3g，炙甘草 6g，姜半夏 9g，熟附片 12g（先煎），

补骨脂 12g，局方黑锡丹 4.5g（分吞）。

功效：温肺化饮，温阳纳气。

主治：哮喘之寒实证。症见喘促气急，喉中水鸡声，痰色白
而清稀，胸膈胀闷，面色晦滞，口不渴，舌苔薄白或
白腻，苔滑。脉弦滑或浮紧。

定喘方

组成：生麻黄 4.5g，杏仁 9g，生甘草 4.5g，生石膏 30g（先
煎），紫苏子 9g，黄芩 9g，鱼腥草 30g。

功效：辛凉宣肺，清热平喘。

主治：哮喘之热喘证。症见胸闷息粗，咳呛阵作，痰黄稠厚，
难以排出，口干口苦，喜饮水，或欲饮冷水，身热多
汗。舌质较红，苔黄腻，一般苔多，亦可见舌光红者，
脉象滑数。

4. 晁恩祥"从风论治"哮病

晁恩祥教授从"风"立论提出，风邪犯肺而致肺气失宣、气道
挛急，此为风哮基本的病因病机，并创立应用"疏风宣肺、缓急解
痉、降气平喘"法治疗风哮。所谓风哮，是指哮喘的发作具有风的
特性，即发作迅速、善行数变，很多过敏性哮喘具有这类特点。祛
风解痉法是晁教授针对哮喘患者急性发作时"风盛痰阻、气道挛急"
的病机而设，属于治标、治肺之法。根据此法，晁教授制定了具有
祛风解痉、宣肺化痰平喘作用的黄龙平喘汤。

哮病反复发作，日久多致肺肾气虚，故对于哮病缓解期患儿，
当"缓则治其本"，"未发宜扶正气为主"，调补肺肾，固本以善其后。
常选用的药物有：太子参、黄精、五味子、山茱萸、巴戟天、菟丝

子等，临证随症加减调理。对于久患哮病、虚实夹杂的患儿，调补肺肾之法当贯穿其治疗的始终。

秘验方

黄龙平喘汤

组成：麻黄 6g，杏仁 10g，地龙 10g，白果 10g，紫苏子 10g，
　　　　白芍 10g，石菖蒲 10g，前胡 10g，蝉蜕 6g。

功效：祛风解痉，宣肺化痰平喘。

主治：支气管哮喘病属风哮者。症见哮喘反复发作，发作前
　　　　多有鼻咽及气道发痒、喷嚏、流涕、咳嗽、胸闷等先
　　　　兆症状，或有过敏史及家族过敏史；发作时痰鸣气喘，
　　　　胸闷咽痒。

5. 武维屏对激素依赖性哮喘的中医治疗浅述

激素依赖及其不良反应是临床尚待解决的难题之一，在使用激素治疗支气管哮喘等疾病的过程中也经常发生。武维屏教授临证时合用中药，可减少激素依赖及不良反应，并取得较好的疗效。

（1）**补肾法**　主要有滋补肾阴与温补肾阳。运用补肾法治疗激素依赖性哮喘，需时时兼顾阴阳。大致有以下几种具体方法。

其一，滋阴降火法可以对抗库欣综合征样不良反应。大剂量应用激素 20 天以上，尤其是初次应用激素的患儿，会逐渐出现满月脸、水牛背、妊娠腹及烦躁汗出难眠、颜面潮红、舌红、苔薄黄、脉滑数或浮滑大等火热炎上症状，切不可误当实火而用苦寒直折药，应当用滋阴降火法，"壮水之主以制阳光"。因为激素堪比中医的纯阳壮火之品，突然大剂量应用，易灼伤肾水，蕴成阴虚火旺之势。此时服用知柏地黄丸加减，可使患儿自觉症状明显改善，从而能够继

续应用激素，使之以一定治疗量更好地发挥作用。

其二，温阳补肾法在激素撤减过程中的辅助治疗作用日益受到医学界的重视。在临床实践中，当医生准备为哮喘患儿进行激素减量时，常事先酌加温阳补肾的方药或予其服用金匮肾气丸等中成药作为辅助治疗。这种方法使得激素减量过程平稳，可显著降低反跳现象的发生率。

其三，先补阴后补阳可使激素停减顺利。对于使用激素的哮喘患儿，从治疗初期就要想到如何减量及停药的问题。一般在激素用量较大时，无论有无库欣综合征样表现，常配用滋阴中药，这样使患儿不易出现阴虚阳亢症状。在准备撤减激素时，加用温阳补肾中药，这样撤减激素会比较顺利，也不易出现激素依赖和病情反复。

其四，阴阳双补、气血并调可减少激素依赖。临床上有激素依赖患儿表现出一派气血不足、阴阳两虚之症，倦怠乏力，腰膝酸楚，易患感冒，尤其多见于应用激素时间较长者，甚至有的患儿因长期用激素而出现股骨头无菌性坏死。此类患儿撤减激素前可未雨绸缪，宜先配用补益阴阳气血之中药加以调补，可酌情选用紫河车、蛤蚧、鹿角霜等血肉有情之品。

（2）**调肝法** 调肝法实为畅气机、调气血。虽有疏肝气、理肝血之别，但目的在于使人身气血调顺。古人云"主气在肺，调气在肝""肝体阴而用阳""阴易亏，气易郁"，且气郁易化火生风生痰成瘀，气机调顺而不冲逆，则风火难起，痰瘀不生。当然，有痰瘀内阻，亦必碍气之调畅。由于气郁气逆是哮喘发病的重要病机，因此，治疗激素依赖性哮喘，需时时注意调肝以利肺。临床上凡激素依赖性哮喘患儿，见有气血不调表现，或气滞，或血瘀，均当从肝论治。

临床上凡见有哮喘伴胸胁苦满、情绪郁闷或烦躁易怒、舌暗苔薄、脉弦者，武维屏教授喜用四逆散加味，偏血瘀用当归芍药散，偏气滞血瘀用血府逐瘀汤化裁。另外，对于大龄女童患儿，发病与月经关系密切，更应重视调肝。经前喘甚，以理气活血为主。经后发病，若偏气虚，常以逍遥散加减，肝脾同调；若偏阴虚，以滋水清肝饮化裁，肝肾同治。

（3）健脾法　治疗激素依赖性哮喘，凡临床上见有脾虚或痰盛症状，当用健脾法。本法主要包括健脾益气、健脾化痰。一方面，脾为中州，为后天之本，滋后天以养先天，脾运健则肺之卫外功能强，则不易受邪。另一方面，脾为生痰之源，气虚则帅血运行无力而成瘀，痰瘀互根而易相合为病。由于气虚、痰阻、血瘀是支气管哮喘反复发作和难以治愈的病机关键，因此，对激素依赖性哮喘的脾虚型患儿，当视其气虚、痰阻及血瘀程度孰轻孰重而选方用药。凡见患儿舌苔厚腻、舌质淡胖暗、脉滑，必当先予化痰浊。舌苔黄腻者应予清化，可选小陷胸汤合温胆汤加减；舌苔白腻者应予温化，多选二陈汤合三子养亲汤化裁。舌暗者再配用活血之药。一般在舌苔厚腻未退时，激素不宜减量。凡见自汗乏力、易反复外感、舌体胖淡、苔薄白、脉浮无力者，则当用健脾益气固本法，多用玉屏风散合参苓白术散加减。

（4）理肺法　对于激素依赖性哮喘，无论治标治本，治疗时均需配用理肺方药。理肺，指运用宣、降、温、清、补、润、敛肺之药，调理肺气，祛除痰浊，补益肺气，滋润肺阴，以使肺之宣发肃降功能维持正常。因为哮喘病位在肺，无论正虚与邪实，均因使肺受累而发病。正如清代李用粹所云，"哮即痰喘之久而常发者，因内有壅塞之气，外有非时之感，膈有胶固之痰，三者相合，闭阻气道，搏击有声，发为哮证"。由于在应用激素治疗过程中，患儿表现各异，因此，理肺法的运用，也当酌情用药。大致可分为清宣（药如金银花、连翘、桔梗）、温宣（药如麻黄、杏仁、荆芥）、清降（药如黄芩、枇杷叶、桑白皮）、温降（药如旋覆花、紫苏子、白前）、益肺气（药如黄芪、党参）、滋肺阴（药如沙参、麦冬）、敛肺（药如五味子、乌梅）等。治疗激素依赖性哮喘，目标是要使患儿平稳摆脱激素，故进行全身调理十分必要，尤其是理肺法，作用不容忽视。

知柏地黄丸加减

组成：知母 10g，贝母 10g，黄柏 6g，生地黄 15g，山萸肉 10g，
　　　　泽泻 10g，牡丹皮 10g，茯苓 10g，广地龙 12g。

功效：滋阴降火。

主治：激素依赖性哮喘。症见满月脸，水牛背，烦躁汗出，
　　　　颜面潮红，失眠。舌红，苔黄，脉滑数或浮滑大。

6. 国医大师王烈教授"三期分治"治疗儿童哮喘

对于儿童哮喘发作期，王烈教授主张祛风活血以止哮。王教授认为，哮喘的急性发作与风邪侵袭密切相关。肺部易受外邪侵扰，当风邪袭肺，留而不去则风邪内伏。一旦有外风侵袭，外风引动内伏之风，内外合邪，从而导致哮喘急性发作或加重。风性疾速，由风邪为先导的疾病一般发病急、传变也较快，儿童哮喘的突然发作或加重便具有风邪"善行而数变"的致病特点。患儿常表现为遇风遇寒后很快出现咳嗽、喘促、胸闷、咽痒、咯吐清稀泡沫痰等症，故发作期之治以祛风为要。中医学有"久病多瘀"之说，王教授认为，哮喘之重者、顽者、难者、久者亦为瘀所困。肺主一身之气，患儿在感邪后致肺气失调，血行不畅而瘀滞，形成气血壅塞于肺，从而出现咳嗽喘促之症。治疗方面不仅需活血，亦需注重理气。

值得注意的是，儿童哮喘气血失和之象，尤其肺之气血失和所形成的病变，不同于血流脉外而成瘀等瘀血征象，而是脏腑功能的失调。王教授将应用活血化瘀法的辨证指征归纳为发作时有哮吼之症，面色青，尤其是口唇色暗，鼻息灼热，舌尖暗赤，脉数而沉。

对于儿童哮喘缓解期，当泻肺祛痰、调补脾肾以定喘。哮喘发作经及时有效治疗后病情多进入缓解期，此期咳喘减而未平，病情呈正虚邪恋状态，病性属虚实夹杂。"实"体现在哮喘发作虽有减轻而未能平息，患儿静时不喘，但在活动或受到外界刺激后，则喘鸣发作。此期正虚与邪实相夹杂，病性常因实致虚，由虚转实，患儿症状较前虽有好转，但病情复杂，治疗棘手。临证细察病情，视正虚与邪实之多寡，以攻补兼施为原则，以药物之加减变化调整扶正与祛邪之权重。除此之外，还应重视清化顽痰。患儿经治疗病情趋于平稳，哮鸣、咳嗽、喘促等症状虽得到缓解，但痰候多未消除，临床多表现为痰多，故治疗应重在清化顽痰。

对于儿童哮喘稳定期，王教授多采用益气除痰以固本，将哮喘防治的重点放在稳定期。王教授认为，哮喘乃顽疾，不仅病程迁延，而且常有反复，此期实邪虽祛而虚邪尚存，且病久肾虚，摄纳失常，气不归元，故患儿多呈气虚改变。然而，气虚者易罹患外感，恰恰成为哮喘发病或发作的病理基础。治疗方面，王教授强调补肾虚、益元气，并指出，哮喘反复发作、病情顽固的患儿，皆因其体内深伏无形之痰气，若要防止哮喘反复发作，哮喘之"夙根"必除。

参考文献

[1]王卫平，孙锟，常立文.儿科学[M].9版.北京：人民卫生出版社，2018.

[2] 潘桂清 . 小儿哮喘持续状态的急救及护理要点研究 [J]. 中外医疗，2020，39(22):169－171.

[3] 钟南山，徐军，施焕中，等 . 支气管哮喘：基础与临床 [M]. 北京：人民卫生出版社，2006.

[4] 陈艳萍 . 儿童哮喘防治百问 [M]. 广州：世界图书出版广东有限公司，2012.

[5] 迟春华，苏楠 . 基层呼吸系统疾病防治系列教程：支气管哮喘 [M]. 北京：人民卫生出版社，2018.

[6] 沈华浩，陈荣昌，林江涛 . 哮喘手册 [M]. 3 版 . 北京：人民卫生出版社，2016.

[7] 沙达海 . 支气管哮喘常见并发症的处理 [J]. 中国社区医师（医学专业），2010，12(07):54－55.

[8] 赵顺英 . 小儿重症哮喘常见的并发症和处理 [J]. 中国小儿急救医学，2006，(06):509－511.

第四章
本是同根生

得了哮喘，还会得其他过敏性疾病吗

　　儿童过敏性疾病是由遗传因素和环境因素共同作用引起的。随着社会工业化进展，大家平时生活方式和生活环境的改变，空气、食物、水源的污染都使得过敏性哮喘、过敏性鼻炎、特应性皮炎等过敏性疾病发病率不断上升。很多家长都有这样的担心：孩子已经得了哮喘，还会得其他过敏性疾病吗？

　　常有医生提到，哮喘患儿是"过敏性体质"，这种体质通常是说这类儿童的免疫系统对某些药物或外界刺激过度敏感。这里要说明的是，儿童过敏性疾病可以发生在单一系统，也可以累及多个系统，临床表现可以单一出现、先后出现，也可以多种过敏症状同时出现。简单来说，哮喘患儿有较大概率合并出现其他过敏性症状。比如，临床上我们较常见到儿童哮喘合并出现过敏性鼻炎，或儿童哮喘先后或同时合并发生过敏性鼻炎和特应性皮炎。据统计，哮喘与过敏性鼻炎共存的发病率可达 40%~80%。特应性皮炎也被许多专家视为预测儿童未来是否易患过敏性疾病的独立危险指标。因此，儿童哮喘、过敏性鼻炎、特应性皮炎三者关系密切。

　　在对儿童过敏性疾病的临床研究中，研究者们逐渐发现婴儿或儿童早期出现某种过敏症状后，常常预示其将来发生其他过敏性疾病的可能，并多以湿疹和食物过敏为首发症状，逐渐发展为过敏性鼻炎和哮喘，即"过敏进程"。皮肤和胃肠道症状是婴儿出生后 1~2 个月较容易出现的过敏表现，常见婴儿湿疹、牛奶蛋白过敏及食物过敏。幼儿期（1~3岁），儿童可出现过敏性鼻炎，典型症状多为鼻塞、鼻痒、清水样涕和阵发性喷嚏，也常见过敏性哮喘。值得注意的是，婴幼儿哮喘因诊断标准不易掌握而往往被延误诊断。学龄前期（3~6岁左右），儿童最容易发生支气管哮喘，多表现为反复发作的喘息、咳嗽、气促、胸闷，常在夜间和/或凌晨加剧。学龄期（6~12岁左右），儿童过敏性疾病则以哮喘、鼻炎为主，二者常被称作"同一气道，同一疾病"，而食物过敏、皮肤过敏的发生有所减少。

因此，家长对婴儿过敏症状的正确认知及早期发现至关重要，同时，亦需警惕有过敏家族史的高风险婴儿早期发生过敏的潜在危险因素。预防新生儿早期过敏的发生，对后期预防其他过敏性疾病的发生，或在某种程度上减轻过敏症状，均具有重要意义。

过敏性鼻炎及其与哮喘的关系

很多家长疑惑，"鼻炎"和"哮喘"明明是两种病，怎么会牵扯在一起呢？其实，过敏性鼻炎（又称变应性鼻炎，AR）和哮喘就是"一家人"，牵一发而动全身。尤其是过敏性鼻炎，很容易诱发或伴随哮喘。

这"一家人"有怎样的联系呢？2001年世界卫生组织发布了《变应性鼻炎及其对哮喘的影响》（ARIA）指南。该指南提出，上、下呼吸道在组织结构上是连续的，上、下呼吸道疾病（即变应性鼻炎和哮喘）是密切相关的，"变应性鼻炎和哮喘是一种疾病"，被形容为"同一气道,同一疾病",上、下呼吸道疾病需要联合诊断和治疗。变应性鼻炎的症状出现在上呼吸道,包括打喷嚏、鼻塞、流涕等;而哮喘的症状则多出现在下呼吸道。"2018年亚太地区变应性鼻炎和哮喘的相关性调查"发现,45%的患儿为哮喘合并变应性鼻炎,37%的患儿同时存在变应性鼻炎与哮喘。变应性鼻炎与哮喘的相关性已日益引起临床的重视。

是什么导致了"变应性鼻炎"与"哮喘"这两种不同疾病"我中有你、你中有我"的关系呢?首先,这种相关性是由上、下呼吸道的解剖生理特点决定的。鼻腔为上呼吸道,在解剖生理上与支气管和肺有密切的联系,靠丰富的血管系统、静脉窦及下鼻甲等部位构成的海绵体形成了调节鼻腔通畅程度的关卡;此外,鼻腔特殊的滤过和清除功能也保护了下呼吸道。其次,气道炎症和气道高反应性为支气管哮喘的主要病理特征,鼻黏膜的过度反应性和变应性炎症为变应性鼻炎的主要病理特征,由于二者在解剖生理上的密切联系,鼻黏膜的高反应性可以通过变应性因素或非变应性因素影响气道的反应性,上呼吸道的炎症也容易诱发下呼吸道的炎症。此外,二者的相关性与免疫因素有关。变应性鼻炎为IgE介导的变应性炎症,大部分哮喘也属于变应性炎症,所以二者密切相关。

说了这么多,出现哪些情况可以考虑自家孩子患有过敏性鼻炎呢?

过敏性鼻炎主要表现为鼻痒、打喷嚏、流清涕和鼻塞,可伴有眼痒、流泪、眼红等眼部过敏症状。这些症状大多可自行或经过治疗后缓解,但会反复发作,尤其是换季时容易发作。

过敏性鼻炎的典型症状有下面这几种。

(1)喷嚏 阵发性、连续性喷嚏,发作时间常以晨起、夜间入睡时或季节变换时加重。

（2）**清水样鼻涕** 喷嚏过程常伴大量清水样鼻涕。

（3）**鼻塞** 过敏性鼻炎最常见的症状之一，程度轻重不一。可单侧也可双侧发作，可以是间歇性也可以是持续性发作。有时还会出现夜间打鼾。

（4）**鼻痒** 大多数患儿均会出现。表现为经常揉小鼻子，可能出现过敏性敬礼症、过敏性鼻皱痕。

如果家长发现孩子有上述情况，就应及时带孩子去医院相关科室就诊。早期发现并积极采取措施加以治疗、干预，可以有效避免孩子的病情进一步发展成哮喘。

特应性皮炎及其与哮喘的关系

特应性皮炎，又被称为异位性皮炎或遗传过敏性皮炎，是一种以慢性湿疹性皮肤肿块为临床特征的皮肤疾病，表现为瘙痒、多形性皮损，并有渗出倾向，常伴发哮喘、过敏性鼻炎。这种皮肤疾病常初发于婴儿时期，也称为"婴儿湿疹"，即大家俗称的"奶癣"。"奶癣"在很多人眼里只是种皮肤病而已，但是孩子患湿疹，尤其是严重的湿疹，如果不积极治疗，后果很严重，这绝不是危言耸听。

婴儿湿疹被许多专家视为预测儿童未来易感过敏性疾病的独立危险指标之一。据临床观察，儿童时期发生过敏性疾病有其特定的模式，即前文提到的"过敏进程"，一般最初表现为婴儿湿疹或食物过敏，随后才逐渐出现过敏性鼻炎、支气管哮喘等，且婴儿湿疹的发病年龄愈小，哮喘的发病率越高。据有关资料统计，大约 20%～50% 的婴儿湿疹患儿后期发生了哮喘；大约 45% 的婴儿湿疹患儿后来出现了过敏性鼻炎；大约 80% 的婴儿湿疹患儿在他们的皮肤症状消退后，又出现了不同程度的呼吸道过敏症状。

为什么特应性皮炎与哮喘会有如此紧密的关联呢？

皮肤屏障功能障碍和肺上皮屏障功能障碍可能是引起特应性皮炎和哮喘的原因，但关于特应性皮炎导致儿童哮喘的机制，目前仍未完全清楚。另外，根据国外期刊报道，特应性皮炎可与支气管哮喘具有共同的等位基因，如 5q31-q33、14q11、11q13 等。大约 30%～50% 特应性皮炎患儿在他们的皮肤症状消退后发生了呼吸道变态反应，其中大约 30% 的患儿后来发生了支气管哮喘，给患儿及其家庭带来很多痛苦和负担。

特应性皮炎通常有什么特点？特应性皮炎是皮肤的慢性特应性炎症，其病因比较复杂，但主要与皮肤屏障功能障碍及辅助型 T 细胞 2（Th2）为主介导的免疫反应相关。表现为皮肤剧烈瘙痒和湿疹样损害，其皮疹形态多样（如丘疹、糜烂、结痂、渗出、皮肤苔藓样变）。这类皮肤疾病常始发于婴幼儿时期，患病率总体呈逐年上升趋势，并且在不同年龄阶段，其皮疹形态及分布部位等临床表现也有所不同，可以分为下面三个临床阶段。

（1）**婴儿期**　大约 60% 的婴幼儿在 1 岁以内发病，以出生 2 个月后多见。皮损好发于头部、面部、肢体伸侧及耳郭处，表现为剧烈瘙痒、皲裂、渗液和结痂。当患儿长到了 2 岁，80% 的婴儿期湿疹可基本痊愈。

（2）**儿童期**　此期与婴儿期相比，皮损范围相对局限，渗出亦减轻，以苔藓样变为皮损特征，身体屈侧的肘窝、腘窝受累明显，可波及颈部、腕屈侧和腹股沟区。

（3）**青少年与成人期**　早期皮损以皮肤干燥和苔藓样变为显著特征，好发于面部、颈部、肢体屈侧和躯干上部。大多数患儿20岁后自愈，少数严重者持续至老年。

很多家长想知道，究竟怎样才算诊断为特应性皮炎呢？这里有一个"Williams诊断标准"（见表4-1），简单易行，且特异性和敏感性较好。

表4-1　Williams诊断标准（1994年）

持续12个月的皮肤瘙痒并兼有以下标准中的3项或以上
①2岁以前发病；
②身体屈侧皮肤受累（包括肘窝、腘窝、踝前或颈周，10岁以下儿童包括颊部）；
③有全身皮肤干燥史；
④个人史中有其他过敏性疾病如哮喘或花粉症，或一级亲属中有过敏性疾病史；
⑤有可见的身体屈侧湿疹样皮损。

通过上述内容，我们已大致可了解到特应性皮炎与哮喘的相关性。尽早诊断、积极防治特应性皮炎，可以有效预防儿童哮喘的发生，且避免过敏进程的进一步发展。

为什么不喘也是哮喘——咳嗽变异性哮喘与哮喘

大家都知道咳嗽和喘息是哮喘的症状，但是当咳嗽是哮喘的唯一症状而没有喘息时，病症便显得难以分辨了。很多家长认为只有出现喘息才是哮喘，这其实是一种误解。

咳嗽变异性哮喘是一种特殊类型的哮喘，是仅以咳嗽为症状或以咳嗽为主的非典型的哮喘，也被称为"隐匿性哮喘"。尽管咳嗽变异性哮喘临床没有喘息症状，但其咳嗽的形式与典型哮喘相同。临床表现为咳嗽持续或反复发作超过1个月，多在夜间或清晨发作，咳嗽，痰少，且不伴有气促、胸闷、呼气性呼吸困难等典型哮喘症状。这种哮喘发生时肺通气通常也是正常的，这也是其"隐匿性"所在。

也正是由于其"隐匿性"，这种类型的哮喘在临床上很容易被误诊为"反复上呼吸道感染"或"慢性支气管炎"，得不到正确及时的治疗，因而延误了病情。如果哮喘反复发作造成气道不可逆损伤、气道重塑、支气管狭窄，会进一步发展为典型哮喘。据统计，咳嗽变异性哮喘患儿如果得不到有效治疗，约30%的患儿可进展为典型哮喘。

咳嗽变异性哮喘与典型哮喘可以理解为同一种疾病的不同表现形式。咳嗽变异性哮喘的本质也是哮喘，二者根源相似。多数研究者认为，咳嗽变异性哮喘与典型哮喘的发病机理相同，都以持续气道炎症与气道高反应性为特点，但为什么咳嗽变异性哮喘以咳嗽为主要表现，而很少存在喘息呢？这可能在于以下原因。

（1）**咳嗽阈降低**　有研究认为，支气管上皮因慢性炎症而受损，暴露的迷走神经末梢感受器较易被微小刺激所激惹而引起局部小气管收缩。此收缩刺激末梢咳嗽感受器而直接引起咳嗽反射，故没有喘息的症状与体征。

（2）**喘息阈高于哮喘**　气道炎症以大、中气道为主。大、中气道的咳嗽感受器较远端小气道丰富，受刺激易引起咳嗽；且由于气管软骨环的存在，以及平滑肌相对较少，气道痉挛不明显，故较少出现喘息，气道高反应性程度亦低于典型哮喘。

医生通常会怎样诊断咳嗽变异性哮喘呢？其诊断原则会综合考虑临床表现，即慢性咳嗽且无明显喘息，对抗感染治疗无效。其中，"支气管激发试验"是诊断咳嗽变异性哮喘的重要条件，但需结合治疗效果，抗哮喘治疗有效才能确诊，并排除其他原因的慢性咳嗽，方可考虑诊断。

"日本咳嗽指南"对咳嗽变异性哮喘的诊断标准的描述比较全面，具体分为以下 7 条（必须满足所有 7 条）。

① 咳嗽持续 8 周以上，无喘息，胸部听诊无哮鸣音。

② 既往无喘息或气促等症状。

③ 既往 8 周内无上呼吸道感染史。

④ 气道高反应性。

⑤ 支气管扩张剂治疗有效。

⑥ 咳嗽敏感性无增高。

⑦ 胸部 X 射线检查无异常。

由于咳嗽变异性哮喘的本质和支气管哮喘相同，故治疗原则是相同的。一般的止咳化痰药和抗菌药物治疗无效，治疗均以吸入糖皮质激素为主，另给予支气管舒张剂如 β_2 受体激动剂、茶碱、M 受体拮抗剂等。可推荐使用吸入糖皮质激素和支气管舒张剂的复方制剂，如布地奈德 / 福莫特罗、氟替卡松 / 沙美特罗。建议治疗时间至少 8 周，部分患儿还需要长期治疗。此外，定期门诊随访观察，及时调整治疗也尤为重要。

得了毛细支气管炎会发展成哮喘吗

有些家长想知道孩子曾得过毛细支气管炎，会发展成为哮喘吗？答案是：有不小概率。研究表明，毛细支气管炎住院患儿日后反复喘息与哮喘的发生率分别为 68% 与 30%。毛细支气管炎对哮喘的发生、加重及慢性化均具有很大的影响，可刺激免疫细胞增殖，最终导致气道高反应性和慢性疾病，并有可能进一步发展为哮喘。

家长们或许对"毛细支气管炎"这个病名比较陌生。毛细支气管炎（简称"毛支"）是婴幼儿时期，尤其是 6 个月以内的婴儿最常见的急性下呼吸道感染性疾病，主要临床表现为喘憋、气促、咳嗽、胸壁吸气性凹陷（即"三凹征"）。其中，以喘憋为突出症状，以肺部明显的哮鸣音为特征。而呼吸道合胞病毒（RSV）是引起毛细支气管炎最常见的病原体，占 70% 以上。呼吸道感染与哮喘发病存在密切关系，病毒感染是诱发哮喘的最重要因素。婴儿期受到呼吸道合胞病毒、鼻病毒等感染是诱发婴幼儿喘息最常见的病因之一，可引起毛细支气管炎、支气管哮喘等多种喘息性疾病。近年来研究发现，儿童出生后早期 RSV 感染可导致气道过敏；严重的 RSV 感染也会引起气道高反应性及气道黏液高分泌状态，甚至肺部长期的炎症反应，进而加速哮喘的发生发展。因此，RSV 感染后的抗感染抗病毒治疗可以长期有效地预防哮喘的发生。

本病通常为患儿的首次喘息，而其后常出现反复喘息或哮喘。毛细支气管炎与哮喘作为婴幼儿时期两个重要的喘息性疾病，二者存在一定的相关性。究竟是哪些因素影响毛细支气管炎向哮喘发展呢？研究显示，毛细支气管炎发展为哮喘，与病毒感染、遗传因素、个体特应质、免疫学异常、环境影响、喂养方式等诸多因素有关。

（1）**病毒感染**　病毒既是一种感染原，又是一种变应原，是导致哮喘发生的重要因素。病毒感染会削弱儿童对变应原和刺激物的防御能力，增加气道高反应性的概率和程度，还将导致儿童出现特应性，特别是那些易感儿。比如，呼吸道合胞病毒感染好发于 2~6 个月婴儿。呼吸道合胞病毒感染的毛细支气管炎是引起婴儿第一次喘息最常见的原因，而且毛细支气管炎与婴幼儿反复喘鸣、哮喘的发生有密切联系。其他如副流感病毒、流感病毒性毛细支气管炎感染后的哮喘患病率类似于呼吸道合胞病毒。鼻病毒（RV）是临床中值得注意的另外一种病毒。有研究报道称，鼻病毒是仅次于呼吸道合胞病毒引起急性毛细支气管炎的病原体；也有研究显示，鼻病毒感染比呼吸道合胞病毒感染更易引起儿童哮喘。故有学者认为，鼻病毒感染的毛细支气管炎可能是哮喘的首发征象。近年来，还有研究发现人类偏肺病毒也是毛细支气管炎的常见病原体，且可诱导哮喘的发生及发作，但病情发展为喘息和哮喘的概率有待于日后的长期随访而获知。

（2）**遗传因素**　遗传是哮喘发病的基本致病因素之一，也是毛细支气管炎进展为哮喘的重要影响因素。父母一方患过敏性疾病，25%~35% 的子代会患过敏性疾病；若父母双方均患过敏性疾病，则子代患过敏性疾病的概率上升到 40%~60%。而且父母年幼时的疾病与子代早期发生喘息性疾病有关。曾有学者开展相关研究并报告称，父母在 3 岁前有哮喘或毛细支气管炎病史，是其后代早期发生喘息性下呼吸道感染的一个高危因素。流行病学资料也显示，家族中有过敏性疾病史或哮喘病史的患儿感染呼吸道合胞病毒而引发毛细支气管炎后，其3年内的哮喘患病率为54%，相较于无家族史的患儿感染呼吸道合胞病毒引发毛细支气管炎后的哮喘患病率，差异有显著性，提示哮喘发病有一定的家族聚集性。目前，关于基因方面相关研究已取得了一定的进展，但是还没有一个可靠的基因标记能预测哮喘发生，这方面还有待于进一步的研究。

（3）**个体特应质** 婴儿期出现过敏状态（皮肤过敏原点刺试验阳性、血IgE增高、外周血嗜酸细胞增多等）或曾有特应性皮炎、湿疹、特应性结膜炎、变应性鼻炎等病史，是发生哮喘的一个高危因素。毛细支气管炎患儿如伴有上述表现，则日后发生哮喘的可能性更大。呼吸道合胞病毒感染与特应性体质也有一定的相关性，一方面是呼吸道合胞病毒感染好发于有潜在特应性体质（嗜酸性粒细胞较高及血清IgE升高者）的患儿；另一方面，呼吸道合胞病毒感染诱导了患儿特应性体质的产生。

（4）**免疫学异常** 正常出生后，新生儿免疫系统的发育尚未成熟，由于抗原呈递细胞（APC）不成熟，使辅助性T细胞1（Th1）选择机制失效。在抗原呈递阶段，白介素-12（IL-12）的产生很少。因缺乏有效的辅助性T细胞1分化刺激因子，在未成熟阶段，APC呈递与占主导地位的辅助性T细胞2（Th2）记忆细胞克隆产物有关。这些克隆产物不断与抗原接触后倾向于辅助性T细胞2的细胞反应。尤其在婴儿早期，如果受到环境因素（病毒感染或变应原的刺激）影响，可使Th2/IgE反应永久存在，引起免疫记忆局限于辅助性T细胞2亚群，从而使这些婴儿易患变应性疾病和哮喘。

（5）**环境影响** 环境是毛细支气管炎进展为哮喘的又一重要促发因素，胎儿期和婴幼儿期生长环境及其他相关因素暴露，对哮喘的发生起着关键性的作用。预防性地使儿童减少接触居所尘螨的机会，则可降低其学龄期哮喘及过敏的发生。同时，环境因素还通过遗传因素起作用，不同的环境因素通过增加或降低易感基因的外显率而影响哮喘和变态反应的遗传易感性。众所周知，被动吸烟是促发哮喘的重要诱因，母亲孕期吸烟史及新生儿出生后的被动吸烟，皆与儿童发生哮喘及变应性疾病明显相关，尤其对于 6 岁以内的儿童而言，这是其发生喘息和哮喘的一个高危因素。

（6）**喂养方式**　婴儿的喂养方式对变态反应和哮喘的发生也起了重要作用。通常，我们认为母乳喂养可减少婴儿日后发生哮喘及变应性疾病的患病率，但医生们及一些学者研究发现情况可能并非如此，有特应性体质的婴儿由有哮喘病史的母亲单纯母乳喂养 4 个月或以上者，反而增加其 6 岁时的哮喘患病率。

（7）**其他**　除上述几方面外，还存在许多因素可对毛细支气管炎进展为哮喘造成影响。如早产儿、低体重儿本身是病毒感染的危险因素，同时又是促发特异性体质的危险因素。病前肺功能低下的婴儿在病毒感染后会显著增加患慢性下呼吸道疾病的概率。

得了毛细支气管炎需要积极治疗原发病，改善肺功能，减轻小呼吸道阻塞，避免并发肺气肿和肺不张。临床上大多采用综合治疗：包括抗感染、氧气疗法、扩张支气管、皮质激素抗炎，以及其他支持治疗如静脉补液、吸入湿化氧、减少分泌物及保持气道通畅，必要时进行气管插管和机械通气等处理。

喘息性支气管炎是哮喘吗

俏俏 2 岁半了，前几个月出现了发热、咳嗽，伴憋喘，被诊断为"喘息性支气管炎"，输液治疗了 5、6 天才出院。俏俏 1 岁多时也曾得过一次喘息性支气管炎。俏俏妈妈很担心，"孩子未来会不会发展成哮喘？"俏俏妈妈多虑了吗？

喘息性支气管炎并不是一个独立的疾病，作为一个临床概念，它泛指有喘息表现的急性支气管感染，是一种特殊类型的支气管炎。这种疾病多发于 1~3 岁有过敏性疾病史的婴幼儿，因为他们的气管、支气管比较狭小，易因感染或其他刺激而加重；另外，若婴幼儿是特应性体质，在发生上呼吸道感染后，可出现小支气管痉挛或水肿，从而产生喘鸣的症状。喘息性支气管炎与病毒性、细菌性呼吸道感染密切相关，其临床表现与哮喘类似，以反复哮鸣发作，伴或不伴咳嗽为主要症状，其中，发展为持续性哮喘者主要为特应性体质的患儿。换言之，喘息性支气管炎并不是哮喘，但具有多次喘息史并为特应性体质的患儿容易发展成为哮喘。如果您家孩子符合这种情况就需要多注意了，积极预防喘息的发生，降低病情进一步发展的可能。

目前，婴幼儿喘息性支气管炎分为两种类型。

① 特应性体质（如曾患有湿疹、过敏性鼻炎）：特应性体质喘息性支气管炎患儿存在嗜酸粒细胞活化和血清 IgE 增加。其喘息症状

可从儿童期持续至成年期，与哮喘有明显相关性。

② 非特应性体质：无特应性体质及家族特应性疾病史，反复喘息发作与急性呼吸道病毒感染有关，患儿喘息症状一般在学龄前期消失。所以，喘息性支气管炎虽然名字带有"喘息"二字，但它不是哮喘！值得注意的是，它具有一定的发展成为哮喘的可能性。

什么情况下，发生过"喘息"的孩子容易发展为哮喘？家长可以根据自家孩子的情况进行以下自测。美国曾有科学家根据婴幼儿喘息次数，提出了儿童哮喘发病的预测指数，用于预测3岁以内婴幼儿喘息发展为持续性哮喘的风险。比如，3岁以内婴幼儿在过去一年发生喘息超过（含）4次，且具有以下1项主要危险因素或2项次要危险因素，其哮喘预测指数即为阳性，建议按"儿童哮喘"规范治疗。

（1）主要危险因素

① 父母有哮喘病史。

② 经医生诊断为特应性皮炎。

③ 有吸入变应原致敏的依据。

（2）次要危险因素

① 有食物变应原致敏的依据。

② 外周血嗜酸性细胞 ≥ 4%。

③ 与感冒无关的喘息。

因为喘息性支气管炎有一定的复发性，如果患儿符合以上条件，哮喘测试结果为阳性，家长就应该高度警惕其发展为哮喘的可能。

🎋 鼻炎好不了，哮喘更难好
——上气道咳嗽综合征及其与哮喘的关系

上气道咳嗽综合征（UACS），这个名字大家听起来可能摸不着头脑，如果说起它另外一个名字"鼻后滴漏综合征"，家长们可能都有所耳闻。UACS 是多种疾病的临床综合征，与包括鼻窦炎、变应性鼻炎、非变应性非感染性鼻炎、感染性鼻炎、腺样体肥大、慢性扁桃体炎及慢性咽炎等在内的多种上呼吸道疾病有关。

上气道咳嗽综合征是指鼻腔、鼻窦炎等上呼吸道疾病引起大量鼻分泌物通过鼻后孔向咽部倒流，由于直接刺激气道而引起咳嗽，表现为发作性或持续性咳嗽，是慢性咳嗽的常见原因之一。患儿常合并鼻炎、鼻窦炎或慢性咽扁桃体炎病史。可以想象一下，当合并鼻炎时，鼻黏膜肿胀、鼻甲肥大和分泌物的潴留均可导致鼻塞，使患儿被迫从以鼻呼吸为主转变为以口呼吸为主，鼻腔净化、加湿、加温功能的减弱，使吸入空气变得干冷，对气道的非特异性刺激就会增强。影响尤为严重的是，过敏原也避开了鼻黏膜屏障直接进入下呼吸道，从而引发哮喘。另外，鼻内炎性分泌物不知不觉地流入气道，特别是仰卧位睡眠时，极可能是过敏性鼻炎发展为哮喘（特别是夜间哮喘）的重要原因。因此，上气道咳嗽综合征能够引起儿童上气道慢性炎症，部分同时引起气道高反应性的疾病，可能会发展为儿童哮喘。

根据上面的分析，我们不难理解为什么临床上鼻炎控制不良的患儿，哮喘也常常控制不好。因此，在"哮喘 GINA 指南"中把鼻炎控制不良作为哮喘治疗失败的重要因素之一。

有关上气道咳嗽综合征的临床特征和诊断线索可参考 2013 版《中国儿童慢性咳嗽诊断与治疗指南》，下面列举了部分内容。

① 持续咳嗽超过 4 周，伴有白色泡沫痰（过敏性鼻炎）或黄绿色脓痰（鼻窦炎），咳嗽以晨起或体位变化时为甚，伴有鼻塞、流涕、咽干并有异物感和反复清咽等症状。

② 咽后壁滤泡明显增生，有时可见鹅卵石样改变，或见黏液样或脓性分泌物附着。

③ 抗组胺药、白三烯受体拮抗剂（LTRA）和鼻用糖皮质激素对过敏性鼻炎引起的慢性咳嗽有效，化脓性鼻窦炎引起的慢性咳嗽需要抗菌药物治疗 2~4 周。

④ 鼻咽喉镜检查或头颈部侧位片、鼻窦 X 射线检查或 CT 透视可有助于诊断。

根据以上内容，想必大家已了解鼻炎与上气道咳嗽综合征的关系。那么，什么时候需要警惕上气道咳嗽综合征合并哮喘呢？上气道咳嗽综合征引起的咳嗽往往在夜间或患儿仰卧位时多见，这是因为睡眠时分泌物堆积，体位变化后分泌物流经并刺激咽喉部而引起咳嗽，常伴有咳痰声，鼻炎控制后咳嗽明显减轻。而哮喘的咳嗽往往在夜间、清晨时明显，吹冷风（在空调制冷房间）或在运动、大哭、大笑后往往会诱发咳嗽，多为干咳无痰或少痰，有时呈刺激性咳嗽。一般说来，单纯治疗鼻炎不能控制咳嗽。疑似哮喘患儿应进行肺功能检查、支气管激发试验或支气管扩张试验来加以判断。

　"胃"与哮喘互为因果
——胃食管反流性咳嗽及其与哮喘的关系

　　很多家长纳闷，"胃"怎么会和哮喘扯上关系呢？这是因为胃酸或者其他胃内容物向上反流进入食管时可诱发咳嗽的症状，是临床引起儿童慢性咳嗽的常见原因之一。这种情况就是我们将要谈到的胃食管反流性咳嗽（GERC）。

　　值得注意的是，有研究证实，胃食管反流与哮喘是互为因果的关系。胃食管反流可能引起哮喘发作，哮喘发作及治疗哮喘药物可诱发或加重胃食管反流。主要原因有以下两个方面：一方面，胃食管反流物向上逆行时，途经会厌至声门反流入气管，直接刺激气管和支气管黏膜引起气道高反应性。胃、十二指肠内容物反流吸入气道后，胃酸、胃蛋白酶和胆汁酸盐等成分可以诱发炎症级联瀑布效应，促使气道炎症发生，损伤气道上皮，可导致哮喘的发生。另一方面，哮喘患儿慢性的肺充气过度，使得横膈变平，食管下括约肌及膈肌脚的功能改变，加之哮喘发作时气管强烈痉挛，腹腔内压及食管裂孔上下压力增高，使膈肌位置异常，引起压力性反流。最后一方面，临床常用于控制哮喘发作的药物，比如糖皮质激素、β-受体激动剂等，能够舒张气道平滑肌、缓解哮喘症状的同时，也可以松弛食管下段括约肌，减弱其阻止反流的功能和作用。

　　患儿的胃食管反流有时非常隐匿，可以没有反酸、反胃、嗳气、胸骨后或剑突下烧灼感等典型表现，只有少数患儿（约25%）有胃肠道症状，多数患儿只是表现为夜间咳嗽或哮喘发作。患儿在夜间处于平卧位时容易发生胃食管反流，这是导致其夜间哮喘加重的重要因素之一，极易发生误诊和漏诊。多项流行病学调查显示，在哮喘患儿中，由胃食管反流所引起的病例占 30%～80%。

2013 版《中国儿童慢性咳嗽诊断与治疗指南》指出，儿童胃食管反流性咳嗽的临床特征与诊断线索如下：

① 阵发性咳嗽最好发的时间在夜间。

② 咳嗽也可在进食后加剧。

③ 24 小时食管下端 pH 监测呈阳性。

④ 除外其他原因引起的慢性咳嗽。

临床上医生可以通过胃镜或钡餐检查来证实胃食管反流的存在，24 小时食管 pH 监测或食管内压力测定可明确诊断。

值得一提的是，难治性哮喘亦容易存在合并胃食管反流的情况。难治性哮喘从字面上理解就是治疗困难、难以取得良好治疗效果的哮喘。具体来说，严格按照医嘱规范吸入激素和长效 β_2 受体激动药等两种或更多种药物，治疗至少 6 个月仍不能达到良好控制的哮喘。难治性哮喘的病因很多，胃食管反流是其中一种。难治性哮喘合并胃食管反流如何诊断？当患儿有难治性哮喘的表现又合并吐酸水、胃部灼热感和胸痛等症状时，就要考虑胃食管反流可能为难治性哮喘的诱发因素。不过，即使缺乏前面这些上消化道症状，也不能排除胃食管反流为哮喘控制不良的原因。在这种情况下，医生会安排一些辅助检查来进行诊断。

难治性哮喘合并胃食管反流如何治疗？通常在应用规范药物治疗哮喘的基础上，医生会适时给予抑制胃食管反流的治疗建议，以帮助缓解哮喘症状、改善病情和提高生活质量，大致内容如下：

① 注意饮食及纠正体位。避免患儿吃辛辣食物和酸性食物，如酸奶、碳酸饮料等。肥胖患儿进行适当减肥。适当提高患儿睡眠时的枕头高度，抬高 15°~30°。

② 尽量避免患儿过多使用加重胃食管反流的口服药物，如茶碱和口服激素等。

③ 酌情给予患儿抑酸药物和促肠动力药物，如口服奥美拉唑和莫沙必利等。可以先治疗 2~3 个月，待患儿哮喘症状减轻或消失后，药物逐渐减量，最后以最小剂量维持治疗。

闭塞性细支气管炎与哮喘的关系

闭塞性细支气管炎（BO）是一种由各种原因所致小气道炎症性损伤而造成慢性气流阻塞的临床综合征，是以呼吸道细支气管炎症和纤维化，导致狭窄与完全阻塞为特征的一种严重的慢性阻塞性肺病，发病后肺部功能将会受到较为严重的损伤。其主要临床特点有持续或反复的喘息、气促、咳嗽，运动耐力差，可有三凹征，听诊喘鸣音和湿啰音是最常见体征。尤其是闭塞性细支气管炎的喘息不可逆，对支气管扩张剂无反应。由于本病以反复发作咳嗽、喘息为主要表现，所以临床表现容易与哮喘混淆，治疗难度比较大。

引起闭塞性细支气管炎的原因有哪些呢？引发婴幼儿闭塞性细支气管炎的危险因素较多，引发患儿患病的致病因素有吸入毒气、异物、病毒感染、结缔组织病变、支气管先天发育不良及医源性因素等。目前主流研究认为，闭塞性细支气管炎发病机制为各类致病因素导致上皮细胞受损，由于免疫反应，上皮细胞在自我修复过程中产生炎症反应和结构纤维化。发病类型可以分为特发性与继发性两种，原发性闭塞性细支气管炎属特发性间质性肺炎，婴幼儿患儿多为继发性，通常继发于严重的下呼吸道感染后的慢性肺炎，又称为感染后闭塞性支气管炎（PIBO）。

目前闭塞性细支气管炎的诊断主要依赖于临床表现、肺功能和高分辨率CT（HRCT）改变。临床表现可以从无症状到非常严重或威胁生命的症状。临床诊断闭塞性细支气管炎的条件有以下情况：

① 急性感染或急性肺损伤后6周以上的反复或持续气促，喘息或咳嗽、喘鸣，对支气管扩张剂无反应。

② 临床表现与胸片轻重程度不符，临床症状重，胸片多为过度通气。

③ 胸部HRCT透视显示支气管壁增厚、支气管扩张、肺不张、马赛克灌注征。

④ 肺功能检查提示阻塞性通气功能障碍。

⑤ 胸片显示单侧透明肺。

⑥ 排除其他阻塞性疾病，如哮喘、先天纤毛运动功能障碍、囊性纤维化、异物吸入、先天发育异常、结核、艾滋病和其他免疫功能缺陷等。

虽然说肺部活检是当前诊断闭塞性细支气管炎的"金标准"，但是这种诊断方法局限性较高。因此，目前临床诊断闭塞性支气管炎主要还是通过肺功能和影像学检查。闭塞性细支气管炎和支气管哮喘均可以发生在病毒感染和重症肺炎后，均有喘息症状，患儿临床表现为过度通气，胸片也没有显著的差异，故闭塞性细支气管炎极易被误诊为支气管哮喘，虽然它与支气管哮喘一样存在气道高反应性，但二者对支气管激发试验的反应不同。哮喘患儿的支气管激发试验均呈阳性，而闭塞性细支气管炎只有部分呈阳性，而且是短暂的。因此需要对两种疾病进行鉴别诊断，早期治疗对于病情稳定意义重大，避免误诊延误治疗时机。

目前，治疗闭塞性支气管炎通常采用甲基泼尼松龙或泼尼松等糖皮质激素进行冲击疗法，能够在一定程度上改善肺功能；还可使用支气管扩张剂进行平喘；当患儿合并感染时，可加用抗生素类药物。除了急性感染在医院治疗以外，大多数患儿家长仍选择家庭治疗，在这个过程中需注意防止感染，增强患儿体质。

第五章
哮喘好不了，治疗知多少

哮喘的治疗原则是什么

当孩子被医生诊断为"哮喘"时，家长们的第一反应往往是"孩子这个病怎么治？能不能好？"在介绍哮喘的具体治疗方法之前，我们首先要知道哮喘的治疗原则——尽早开始，坚持施行长期、持续、规范、个体化的治疗。

家长朋友们，如果孩子因为反复喘息发作，已被医生确诊为"哮喘"，一定要及早开始治疗，千万不要抱着"等孩子长大了，抵抗力强了，自然就好了"这种想法。确实，部分患儿的喘息症状是可以自行缓解的，但这只是暂时好了，治"标"而已。未经规范治疗，哮喘"慢性炎症"这个"本"仍然存在，极易导致喘息反复发作，长此以往，"量变"引起"质变"，出现气道重塑，引起气道不可逆的损伤，甚至出现桶状胸，影响患儿的生长发育。

同时，哮喘是由气道的慢性炎症所致，受呼吸道感染、过敏原、体质、环境各方面影响，病情较为复杂，所以治疗时间相对较长，家长和患儿一定要坚持长期规范治疗，不可半途而废。由于每个人的病情、体质及对药物的反应性不同，不同个体治疗所需要的时间也不相同。实际治疗过程中，要根据每个患儿的情况选择合适的药物进行个体化治疗。

什么是阶梯疗法

前面提到，哮喘的治疗方案需要根据每个患儿自身情况制定，采取个体化治疗，但即使是同一个患儿，治疗也不是一成不变的，而是定期根据病情调整用药的种类及强度。《儿童支气管哮喘诊断与防治指南（2016年版）》中，将儿童哮喘治疗强度分为若干等级，医生会根据患儿哮喘控制水平，选择某个等级的治疗作为初始治疗方案。在初始治疗1~3个月后，医生要根据哮喘控制情况评判治疗效果调整方案。如哮喘已得到控制，且已维持至少3个月，则治疗强度可考虑降一级；继续治疗1~3个月后再次评判，如果哮喘仍控制良好，可再次降级，直至维持哮喘控制的最低剂量。如经过初始治疗或是降级治疗后，哮喘控制不佳，就需要升级治疗；升级治疗1~3个月后再次进行评判，根据哮喘控制情况对治疗方案升级或降级，直至达到控制哮喘的最低剂量。这种根据患儿哮喘控制水平升级或降级治疗的方式，就是哮喘的"阶梯疗法"。

哮喘的首选给药方式——吸入疗法

目前，国内外医学专家都推荐采用吸入疗法治疗哮喘。这是因为哮喘的病变部位是支气管，吸入疗法的药物以气雾的形式，可以直达病位，迅速起效，从而快速达到止咳、平喘、清理排出呼吸道分泌物的治疗目的，治疗效果又快又好。

同时，吸入疗法所需药物剂量比口服和注射给药所需的剂量要小很多。而且吸入疗法给药时仅有很少量药物被吸收进入血液，对全身影响有限，引起的不良反应也小。我们知道，哮喘的治疗离不开激素，如果长期口服或静脉注射糖皮质激素，会使患儿食欲旺盛，时间久了还可能出现"满月脸""水牛背""骨质疏松"等全身不良反应。而通过吸入疗法，即使长期给予糖皮质激素，也很少出现上述不良反应。

由于吸入疗法有效又安全，且便于患者在家中自行操作，该疗法已成为治疗哮喘的首选给药方式。

能吸入的药物有哪些

吸入疗法是治疗哮喘的最好方法，但市面上的药物种类实在是太多了，有的需要用雾化机吸入，而有的则是直接吸入或是借助储物罐吸入。这些药物有什么区别呢？总体而言，现在临床上常用的吸入类药物有以下三种类型。

1. 吸入型糖皮质激素（ICS）

吸入型糖皮质激素具有抗炎作用，能够使呼吸道黏膜炎症消退和上皮恢复正常，从而降低气道高反应性、防止气道重塑。这一类型的激素是治疗哮喘的一线药物。

目前，常用的吸入型糖皮质激素主要有丙酸氟替卡松、布地奈德、二丙酸倍氯米松、环索奈德和糠酸莫米松。其中，国内主要选择丙酸氟替卡松、布地奈德，作为治疗儿童哮喘代表药物。

（1）**丙酸氟替卡松（FP）** 是目前治疗儿童哮喘局部抗炎作用最强、全身副作用最小的吸入型糖皮质激素制剂，是治疗儿童哮喘最常用的药物之一。丙酸氟替卡松的常用制剂包括：丙酸氟替卡松加压气雾剂（辅舒酮），沙美特罗替卡松粉吸入剂（舒利迭）、氟替卡松雾化混悬液等。

（2）**布地奈德（BUD）** 是一种局部抗炎作用较强、代谢迅速、全身副作用较少的吸入型糖皮质激素制剂，目前在国内广泛应用于儿童哮喘的治疗。需要注意的是，研究发现布地奈德吸入后能使呼吸道黏膜炎症消退，使黏膜上皮细胞功能恢复正常，但恢复时间需要 3 个月，故在治疗初期制定的起始吸入剂量应持续 3 个月以上，然后根据病情逐步减量到长期维持量。布地奈德常用制剂包括：布地奈德混悬液、布地奈德福莫特罗粉吸入剂（信必可都保）、布地奈德干粉剂（茜乐）、布地奈德定量气雾剂等。

2. β_2 受体激动剂

β_2 受体激动剂具有松弛支气管平滑肌、扩张支气管的作用，能够迅速缓解喘憋症状。同时，还可增加纤毛运动，增强黏膜纤毛的清除功能，减少血管渗出，调节肥大细胞和嗜酸性粒细胞（EOS）的介质释放。所以，它是哮喘发作时的一线用药，同时，也被广泛用于病毒感染及其他原因引起的喘息与某些咳嗽。

根据起效时间快慢和作用时间长短，可将吸入型 β_2 受体激动剂分为 3 类。第 1 类起效迅速且作用时间长（12 小时），如福莫特罗，既可用于迅速缓解哮喘，又可作为维持治疗药物。第 2 类起效慢，但作用时间长，如沙美特罗，只能作为维持治疗药物。第 3 类起效快，但作用时间短，为短效 β_2 受体激动剂，如沙丁胺醇、特布他林等，主要用于迅速缓解喘息症状，是治疗任何年龄儿童哮喘急性发作的首选一线药物。

目前常用的吸入型 β_2 受体激动剂包括：沙丁胺醇、特布他林、沙美特罗、福莫特罗等。

（1）沙丁胺醇　选择性短效 β_2 受体激动剂，吸入后起效快，5~10 分钟起效，1 小时作用达到峰值，作用维持 3~4 小时，是缓解哮喘急性发作的首选药物。沙丁胺醇适用于所有儿童哮喘，也可作为运动性哮喘的预防药物；此外，它还被广泛用于喘憋性肺炎、毛细支气管炎、咳嗽变异性哮喘与过敏性咳嗽的治疗。沙丁胺醇较少引起心跳加剧、肌肉震颤、面红、头痛等不良反应。

（2）特布他林　也是选择性短效 β_2 受体激动剂，对支气管平滑肌有高度的选择性，其扩张支气管作用强度弱于沙丁胺醇，但因其不易被酶灭活，作用维持时间明显延长，可达 4~7 小时。雾化吸入后 5~15 分钟起效，0.5~1 小时作用达到峰值，适应证同沙丁胺醇一致。严重哮喘发作时，可以从第 1 小时起，每 20~30 分钟雾化吸入 1 次，连用 3 次，之后根据病情每 1~4 小时吸入 1 次，根据治疗反应逐渐延长给药间隔。

（3）长效 β_2 受体激动剂　如沙美特罗、福莫特罗。目前，《儿童支气管哮喘诊断与防治指南（2016 年版）》推荐长效 β_2 受体激动剂联合吸入型糖皮质激素作为治疗哮喘的长期用药方案。两者联用能更有效地控制哮喘症状、改善肺功能、减少哮喘发作次数及减少速效吸入型 β_2 受体激动剂的使用次数，能获得相当于（或优于）加倍剂量吸入型糖皮质激素的疗效，并可减少较大剂量糖皮质激素所引起的不良反应。临床常用沙美特罗替卡松粉吸入剂（舒利迭）和布地奈德福莫特罗粉吸入剂（信必可都保）。

3.M 胆碱受体拮抗剂

M 胆碱受体拮抗剂也具有较强的扩张支气管平滑肌的作用，对呼吸道腺体和心血管系统的作用较弱，同时还可促进支气管黏膜的纤毛运动，有利于痰液排出，是哮喘急性发作联合治疗药物。单用疗效不及速效 β_2 受体激动剂，但是 M 胆碱受体拮抗剂能舒张大气道平滑肌，β_2 受体激动剂能舒张小气道平滑肌，两者联用可增加支气管舒张效果，并延长了作用时间。对中、重度患儿应尽早联合使用，尤其适用于对 β_2 受体激动剂治疗反应不佳者。

常用制剂包括吸入用异丙托溴铵溶液和吸入用复方异丙托溴铵溶液、复方异丙托溴铵气雾剂（可必特）。本药吸入后 15~30 分钟起效，60~90 分钟作用达到峰值，作用维持 4~6 小时。

上面说了那么多，有些家长朋友可能会说"我完全记不住"。那么，现在拿好小本本，我来划重点了：

①吸入型糖皮质激素（如丙酸氟替卡松、布地奈德）是治疗哮喘的一线药物。不论发作期还是缓解期，这一类型都是首选用药。

② β_2 受体激动剂（如沙丁胺醇、特布他林）是哮喘发作时的一线用药。当喘息发作时，常以其联合吸入型糖皮质激素一起应用，能迅速缓解喘息症状。

③ M 胆碱受体拮抗剂（如异丙托溴铵）能舒张大气道平滑肌，β_2 受体激动剂舒张小气道平滑肌，两者联用可增加支气管舒张效果，加强平喘作用，适用于中、重度哮喘患儿，尤其适用于对 β_2 受体激动剂治疗反应不佳者。

🥾 要不要用激素，家长们的纠结

我在门诊遇到过很多家长朋友，他们在听说孩子被诊断为哮喘而需要长期使用激素后，大都会关切地询问道："大夫，能不能不用激素啊？"这个问题需要跟大家着重解释一番，哮喘是一种慢性气道炎症，激素具有强大的抗炎作用，是治疗哮喘最有效的药物，国内外的治疗指南均将激素作为治疗儿童哮喘的一线药物。

哮喘应用激素分为两种情况：一种是慢性持续期以吸入糖皮质激素治疗为主的长期治疗，另一种是急性发作期以全身应用激素和吸入糖皮质激素以达到迅速控制炎症恶化的短期治疗。长期吸入糖皮质激素，虽用药时间长，但每日用量很少，多为几十至几百微克（μg，1 毫克 =1000 微克）；短期全身应用激素，虽每日用量较大，多为数毫克至数十毫克，但持续应用时间短。所以，这两种激素应用方式，都是安全的。

只要在医生的指导下正确使用激素治疗哮喘，都是安全又有效的，家长朋友们不必纠结。

🥾 治疗哮喘的一线药物——吸入激素

激素具有强大的抗炎作用，是治疗哮喘最有效的药物。根据给药方式不同，激素分为吸入型糖皮质激素与全身使用激素。治疗时应该怎么选呢？现在，让我们对比一下。

① 吸入型糖皮质激素主要为脂溶性或部分脂溶性，全身使用的激素（静脉用激素）都为水溶性。由于气道内的细胞绝大多数是含有脂质结构的，糖皮质激素的脂溶性越高，药物就越容易穿过细胞膜与糖皮质受体结合，越容易发挥抗炎作用。所以，相比而言，吸入型糖皮质激素的抗炎作用更强。同时，需要注意的是，静脉用的激素拿来做雾化，治疗效果不佳。

② 吸入型糖皮质激素通过气溶胶方式，细化为直径 $1\sim5\,\mu m$ 的微粒，能迅速、直接地作用于气道靶位，在呼吸道和肺部有着良好的沉积和肺内分布，产生有效局部浓度。而全身使用的激素必须通过血液运送和分解代谢，才能到达气道局部发挥作用。从起效时间而言，吸入型糖皮质激素更短。

③ 吸入型糖皮质激素有助于修复呼吸道炎性损伤。研究证实，对于轻中度哮喘尚未发生呼吸道重塑的患儿，吸入型糖皮质激素可直接作用于纤毛细胞，帮助修复纤毛上皮细胞，使纤毛上皮细胞和杯状细胞的比例从病理状态的 $2:1$ 恢复至 $6:1$；它还能增加呼吸道上皮下的神经数量，抑制基底膜的增厚。

④ 吸入型糖皮质激素的口服生物利用度低，即便通过雾化吸入方式沉积于口腔内，由于其生物利用度低，很少被吸收入血，故对全身性生理影响较小。而静脉使用激素，药物经血液运送到全身，除作用于肺和气管外，也会对其他脏器产生影响。可见，吸入型糖皮质激素对全身影响较小。

⑤ 吸入型糖皮质激素肝首过代谢率高，即使吸收入血后在肝脏中几乎一次性代谢，安全性更高。

可见，吸入型糖皮质激素既能迅速作用于炎症部位，抑制炎症细胞，减少炎症介质释放，减轻黏膜水肿，降低呼吸道高反应性，发挥强大的抗炎作用，又安全可靠。在哮喘的长期预防治疗中，吸入型糖皮质激素已取代全身使用糖皮质激素，成为首选药物。

吸入激素对儿童有害吗

通过前面的介绍，相信许多家长朋友都能明白吸入型糖皮质激素是治疗哮喘的有效药物。如果仅仅应用一天两天，相信大家都能接受；应用一两个月，估计大部分家长朋友也能坚持；但如果需要连续应用一两年，估计能坚持下来的家长便寥寥无几了。为什么会这样？其实是家长们对长期应用激素可能会影响孩子生长发育的问题抱有极大的误解。正在阅读的您是不是也这么想的？

实际上，2018 年美国 GINA 方案中就已经明确提出，长期低剂量应用吸入型糖皮质激素（ICS）对儿童生长发育和骨骼代谢无显著影响，也就是说，即使长期低剂量吸入糖皮质激素也不会影响儿童的最终身高，儿童的身高更多受遗传、营养、运动等因素影响。

吸入型糖皮质激素容易出现哪些不良反应呢？最常见的是鹅口疮，这是由使用不当引起口腔真菌感染所致，通过吸药后漱口、暂时停药（1~2 天）或局部抗真菌治疗即可缓解；其他还可见声音嘶哑、咽痛不适和刺激性咳嗽等不良反应，往往停药后即可自行消失。吸药后用清水漱口可减少局部不良反应的发生。

如果是高剂量应用吸入型糖皮质激素会对儿童的身高有影响吗？也有学者进行了这方面的研究，发现高剂量吸入糖皮质激素可能会对下丘脑－垂体－肾上腺轴功能产生一过性较强的抑制作用，但当病情稳定给予较小剂量后，这种影响会逐渐消失，皮质醇又恢复到初诊时水平，并不影响患儿成年时的身高。

所以，只要是在医生的指导下正确应用吸入型糖皮质激素，即使应用的时间较长，也是有安全保障的。为了能让孩子早日享受到轻松、自由的"呼吸"，家长朋友们一定要坚持啊，坚持就是胜利！

吸入平喘药能不能替代吸入激素

答案肯定是"不能"。我们平时所说的平喘药，即支气管舒张剂，具有松弛支气管平滑肌、缓解支气管痉挛、扩张支气管的作用，能迅速缓解喘息症状。其中，吸入型短效 β_2 受体激动剂（如沙丁胺醇、特布他林），由于起效快、效果好，各年龄段儿童都可应用，是哮喘急性发作的首选一线治疗药物。

但哮喘的本质是一种慢性气道炎症，而支气管舒张剂只能暂时缓解喘息症状（治标），并不能逆转这种慢性炎症。因此，哮喘的长期治疗必须使用糖皮质激素来缓解支气管的炎症（治本），从药效高、副作用少的角度考虑，往往选择吸入型糖皮质激素（ICS）。

可见，吸入平喘药物并不能替代吸入激素。

常用的吸入装置有哪几种

目前，常用的吸入装置有雾化吸入器、干粉吸入器（dry powder inhaler，DPI）、压力定量气雾剂（pressurized metered dose inhaler，pMDI）、压力定量气雾剂＋储雾罐（pMDI+spacer）。

选择超声雾化，还是加压雾化

前几天，一个朋友打来电话诉说，孩子患有哮喘，经常出现咳嗽喘息，一做雾化就能好转，于是，她打算自备一台雾化机。然而在选购时，她发现市面上雾化机琳琅满目，价格亦从几十元到上千元不等，一时间竟无从下手。

其实，撇开雾化机的品牌、外观不说，我们在选购时最需要关注的是雾化机的工作原理和药雾微粒直径。

雾化吸入器（即平时说的雾化机）根据工作原理可分为压缩雾化器（即加压雾化器）、超声雾化器、滤网式雾化器。家庭中常用的是压缩雾化器和超声雾化器。

压缩雾化器的工作原理是，高速运动的压缩气体通过狭小开口后突然减压，在局部产生负压将药液吸出，并通过高速运动的持续气流形成药雾微粒。其中，大药雾微粒通过挡板回落至贮药池，小药雾微粒则随气流输出进入呼吸道。由于药物颗粒微细，雾化成直径 $1\sim5\mu m$ 之间，很容易通过呼吸深入肺部、支气管血管等部位，适合人体直接吸收，且用药量少，药物起效快，疗效好。

超声雾化器的工作原理是，由超声波发生器产生高频电流，经过安装在雾化罐内的超声换能器将高频电流转换为超声波，将药液分裂成微粒后，再由送风装置产生气流生成药雾，药雾经雾化管输送给患儿。超声雾化形成的药雾微粒直径较大，并不能很好地深入支气管、肺部，大多沉积在口腔咽部；同时，药雾微粒并不能完全到达雾粒的液面顶层，雾滴密度大，含有有效药物颗粒少，大部分药物最终留存在残留液中，药物利用率相对低；并且超声雾化器的高频电流还可以转化成热能，可能会降低糖皮质激素类药物的活性。所以，超声雾化器并不适合下气道炎症性疾病的治疗。

归纳而言，一般上呼吸道的疾病，如咽炎、鼻炎等，可选择超声雾化器；而下呼吸道的疾病，如肺炎、哮喘等，则选择压缩雾化器。家长朋友，您会选择了吗？

如何正确使用吸入装置

1. 雾化吸入器

家长使用压缩雾化器为孩子做吸入治疗时，可遵循以下方法步骤。

① 将手部清洁并彻底干燥。

② 将主机放在坚固牢稳的平面上，将压缩机接入电源。

③ 将主机通过空气导管与雾化器连接，并确保牢固。

④ 将溶解后的药物倒入雾化器杯中，将雾化杯密封好，并与面罩或咬嘴连接。

⑤ 患儿采取坐姿，保持药杯直立。

⑥ 启动机器，家长引导患儿尽量通过嘴呼吸，直至所有药物消失，全程约 10~15 分钟。若年幼患儿难以配合使用咬嘴型雾化器，建议家长首选面罩型雾化器，使患儿平静呼吸即可。

⑦ 治疗结束后应及时做好雾化器的清洁维护工作，避免因操作不当造成感染。

在使用压缩雾化器吸入治疗时，家长还需要注意以下事项。

① 雾化治疗前 30 分钟避免患儿过度进食。吸入前及时清除患儿口腔内的分泌物、食物残渣，避免雾化过程中患儿因哭闹导致恶心、呕吐或误吸窒息。

② 雾化治疗前需充分清除呼吸道分泌物。呼吸道分泌物较多时，先为患儿拍背咳痰，必要时可进行吸痰，保持呼吸道通畅，以利于气溶胶在下呼吸道和肺内沉积。

③ 雾化吸入治疗前不要涂抹油脂性面霜，减少布地奈德等糖皮质激素在面部皮肤的吸附。

④ 雾化吸入时患儿宜选择坐位。不能采取坐位的患儿，应抬高其头部，与胸部呈 30°；婴幼儿可采取半坐卧位，有利于药物在其终末细支气管的沉降。

⑤ 雾化吸入过程中，令患儿垂直握持喷雾器，避免药液倾斜外溢；雾化时，家长尽量将面罩紧贴患儿口鼻部，避免漏气造成疗效下降。

⑥ 雾化治疗时，若患儿咳嗽会减少药物在肺内的沉积，故一般会尽量避免患儿在雾化治疗时咳嗽，雾化结束后可以鼓励患儿咳嗽；若婴幼儿患儿主动咳嗽较弱，可叩击患儿背部协助其顺利排痰。

⑦ 雾化结束后，应及时清洁患儿面部，以除去附着在面部的药物和雾珠；给患儿使用清水漱口或适量饮水，以利于使其减少咽部不适及去除口腔中残留的药物，降低局部念珠菌感染率；对于尚不会漱口的婴幼儿患儿，家长可使用棉签蘸生理盐水为患儿擦拭口腔，进行口腔护理。

⑧ 每次雾化治疗结束，器械须及时进行清洁和消毒，以防止其污染或可能诱发感染；为防止药物结晶堵塞喷雾器的喷嘴，治疗结束后，可在其中加入少量清水雾化数十秒，然后再冲洗喷雾器。

2. 压力定量气雾剂

压力定量气雾剂（以下简称为气雾剂）是临床常用的吸入装置之一，常用的药物有 β_2 受体激动剂，如沙丁胺醇、特布他林、丙卡特罗；吸入型糖皮质激素（ICS），如丙酸氟替卡松、布地奈德、二丙酸倍氯米松等。

家长可按照下面的方法帮助或教患儿使用气雾剂吸入药物。

① 取站立位，吸入前沿气雾剂长轴方向摇晃 5~6 次，将药物上下充分摇匀，取下气雾剂的密封盖；如果初次使用或已经超过 1 周未用此药，需对外空喷 2~3 次后再使用。

② 口部远离气雾剂，用力深呼气，将气雾剂喷嘴放入口中（置于舌上），闭紧双唇，稍用力吸气，在吸气过程揿动阀门，喷出药液。

③ 缓慢深吸气，最好超过 5 秒，随后屏住呼吸约 10 秒，使药物充分到达下气道，正常呼气。

④ 如需吸入第 2 揿，可在休息 30 秒后再重复上述步骤。

⑤ 盖上密封盖，并漱口。

气雾剂具有装置小巧、定量准确、便于携带、物美价廉等优点。但其吸入方法对低龄患儿而言难度较高，需要手、口同步配合才能正确吸入，其临床疗效与操作方法正确与否密切相关，故主要适用于 6 岁以上儿童。

3. 压力定量气雾剂 + 储雾罐

由于压力定量气雾剂（以下简称为气雾剂）有较高的吸入操作要求，低龄患儿较难配合，故实际应用时常在气雾剂上加装储雾罐辅助吸药，以解决低龄患儿吸药协调性问题，提高疗效。同时，由于储雾罐提供了一定的药物储存空间，可以反复吸药数次，增加了吸入肺内的药量，也可明显减少口咽部药物沉积量，提高用药安全度。气雾剂 + 储雾罐可连接面罩或咬嘴，通常建议 4 岁以下患儿首选使用面罩，4 岁以上可使用咬嘴。

使用气雾剂 + 储雾罐吸入药物，可按下述步骤操作。

① 使用前，沿气雾剂长轴方向摇晃 5~6 次，取下气雾剂的密封盖；如果初次使用或已经超过 1 周未用此药，需对外空喷 2~3 次后再使用。

② 储雾罐与面罩或咬嘴连接，将气雾剂喷嘴插入储雾罐的连接环。

③ 面罩轻轻按于患儿面部，覆盖其全部口鼻部。若使用咬嘴，则需要使患儿用牙齿轻轻咬住咬嘴，并且用嘴唇包紧咬嘴口部。

④ 按压气雾剂喷药，同时缓慢呼吸 5~6 次。如需连续使用第 2 揿时，需要至少等待 30 秒再重复上述步骤。

⑤ 使用结束后，盖好气雾剂密封盖，将储雾罐底部连接环、面罩或咬嘴取下，清水洗净，再用家庭或医院专用消毒液（乙醇）浸泡消毒 15 分钟，最后晾干，存储在无尘、干燥处。

4. 干粉吸入器

干粉吸入器是吸附着药物微粉的载体分装在胶囊或给药装置的储药室中，在吸气气流的作用下，药物微粉以气溶胶的形式被吸入肺内的制剂。在支气管哮喘急性发作期，吸气流量下降，进而使肺部药物沉积量减少，除有一些干粉吸入器含有速效的 β_2 受体激动剂，可以作为早期轻症哮喘急性发作的缓解治疗外，一般干粉吸入器不建议用于哮喘急性发作期治疗。

常用药物包括：沙美特罗替卡松粉吸入剂（舒利迭），临床常用于 5 岁以上儿童；布地奈德莫特罗粉吸入剂（信必可都保），内含福莫特罗和布地奈德两种成分，主要用于 6 岁以上儿童。

沙美特罗替卡松粉吸入剂的操作步骤如下。

① 患儿站立位，打开准纳器外盖，用一手握住外壳，另一手的大拇指放在拇指柄上。向外推动拇指直至盖子完全打开，暴露滑动杆。

② 准备吸药：握住准纳器使吸嘴面对着自己。向外推滑动杆直至发出"咔哒"声，提示一个剂量药物备好，可供吸入。

③ 吸入药物：先将气慢慢呼出（不要对着吸嘴呼气），再将吸嘴放入口中深深地平稳地吸入药物。吸气动作完成后，将准纳器从口中拿出，继续屏气 5~10 秒，然后经鼻将气慢慢呼出。

④ 关闭准纳器外盖（关外盖时自然处理了滑动杆）。

⑤ 吸入后漱口。

布地奈德莫特罗粉吸入剂的操作步骤如下。

① 患儿站立位，旋松并拔出瓶盖，确保红色旋柄在下方，吸嘴在上方。

② 直立持瓶身，握住底部红色部分和瓶身中间部分，向某一方向旋转到底，再向反方向旋转到底，即完成单次装药。在此过程中，会听到一次"咔哒"声。

③ 有效呼出气体，轻轻地把吸嘴放在上下牙齿之间，双唇包住吸嘴，用力且深长地用嘴吸气，将药物吸入气道。

④ 将吸嘴从嘴部移开屏气约5秒，然后呼气。

⑤ 加外盖并旋紧。

⑥ 吸入后漱口。

干粉吸入剂的优点是使用快捷，携带方便，操作较气雾剂更容易，药物吸入肺内比例提高，口咽部留存量较少，提高了吸入效果。缺点是治疗效果与吸药速度有关，需要患儿学会正确的吸入方法才能有效使用，从而使低龄患儿无法使用。

下面的表格是对常用吸入装置的使用要点的总结（见表5-1），方便家长朋友们选择。

表5-1 常用吸入装置的选择和使用要点

吸入装置	适用年龄	吸入方法	注意事项
压力定量气雾剂	>6岁	在按压气雾剂前或同时缓慢地深吸气（30 L/min），随后屏气5~10秒	使用吸入型糖皮质激素后必须漱口

吸入装置	适用年龄	吸入方法	注意事项
压力定量气雾剂加储雾罐	各年龄	缓慢深吸气或缓慢潮气量呼吸	同上，尽量选用抗静电的储雾罐，＜4岁者加面罩
干粉吸入器	＞5岁	快速深吸气（理想流速为60 L/ min）	使用干粉吸入器后必须漱口
雾化器	各年龄	缓慢潮气量呼吸伴间隙深吸气	选用合适的口器（面罩）；如用氧气驱动，流量≥6 L/min；普通超声雾化器不适用于哮喘治疗

什么是白三烯受体拮抗剂

　　白三烯是由肥大细胞、嗜酸性粒细胞等合成并释放的炎性介质，通过与呼吸道表面的白三烯受体结合发挥生物效应，能引起血管内皮通透性增高、黏液分泌亢进、支气管平滑肌收缩，从而出现喘憋、多痰的症状，并且还与气道的纤维化和重塑有关。白三烯释放过多所产生的一系列炎症反应是引起变应性疾病（如喘息、哮喘和变应性鼻炎）的重要原因之一。

　　白三烯受体拮抗剂（leukotriene receptor antagonist，LTRA）主要通过与体内的白三烯竞争，抢占白三烯（CysLTs）受体并与之结合，从而减少了白三烯与受体结合的数量，阻断白三烯发挥作用，达到改善呼吸道炎症、降低血管内皮通透性和黏液分泌、舒张支气管平滑肌的作用，还能改善呼吸道组织纤维化和重塑，从而减轻哮喘症状、改善肺功能、减少哮喘的恶化。但其抗炎作用不如吸入型糖皮质激素，是儿童哮喘控制治疗的备选一线药物。白三烯受体拮抗剂可单独应用于轻度儿童哮喘或运动性哮喘的长期控制治疗，也可与吸入型糖皮质激素联合应用于治疗中、重度儿童哮喘，加用白三烯受体拮抗剂有利于吸入型糖皮质激素剂量的下调。此外，白三烯受体拮抗剂还可用于咳嗽变异性哮喘、变应性鼻炎、毛细支气管炎等，对病毒诱发的喘息具有一定的预防作用。

白三烯受体拮抗剂包括孟鲁司特、扎鲁司特、普仑司特、异丁司特。在我国，仅孟鲁司特可应用于儿科临床。白三烯受体拮抗剂服用方便，每日仅需口服1次，能大大提高患儿的用药依从性。同时，这类药物安全性好，不良反应很少，其主要不良反应是胃肠道症状，少数有皮疹、血管性水肿、转氨酶升高、精神症状等，大多不良反应停药后可恢复正常。

孟鲁司特钠怎么吃

孟鲁司特钠每日只需口服1次，可与食物同服或另服。哮喘患儿应在睡前服用，过敏性鼻炎患儿可根据自身的情况在需要时服药。同时患有哮喘和过敏性鼻炎的患儿应每晚用药一次。用法用量如下：

15岁及15岁以上哮喘和/或过敏性鼻炎患儿，每日1次，每次1片（10mg）。

6至14岁哮喘和/或过敏性鼻炎患儿，每日1次，每次1片（5mg）。

2 至 5 岁哮喘和 / 或过敏性鼻炎患儿，每日 1 次，每次 4mg（咀嚼片或颗粒剂）。

1 至 2 岁哮喘患儿，每日 1 次，每次 1 袋孟鲁司特钠颗粒（4mg）。

孟鲁司特钠副作用少，但需注意罕见神经精神事件，如噩梦、非特定性焦虑、攻击性行为、睡眠障碍、失眠、易怒、幻觉、抑郁、过度兴奋和人格障碍等。相对于成年患者，儿童患者在开始治疗或增加剂量时尤其需要注意这些情况。

治疗哮喘的其他药物

（1）硫酸镁　硫酸镁通过阻断呼吸道平滑肌细胞的钙离子通道及抑制乙酰胆碱的释放而缓解支气管痉挛，同时可以刺激一氧化氮和前列环素的合成，产生血管平滑肌舒张作用，有助于危重哮喘症状的缓解。除此之外，硫酸镁还具有镇静作用，有利于改善患儿焦虑状态，对微循环也有改善作用，可缓解哮喘患儿因缺氧而引发的呼吸困难。

用法用量：硫酸镁 25~40mg/（kg·d）（≤ 2g/d），分 1~2 次，加入 10% 葡萄糖溶液 20mL 缓慢静脉滴注（20~60 分钟），酌情使用 1~3 天。不良反应包括一过性面色潮红、恶心等，通常在药物输注时发生。若用药过量可静注 10% 葡萄糖酸钙拮抗。

（2）黄嘌呤类药物　茶碱及其衍生物均能松弛支气管平滑肌，在解痉的同时还可减轻支气管黏膜的充血和水肿，增强呼吸肌如膈肌、肋间肌的收缩力，减轻呼吸肌疲劳。主要药物有氨茶碱、多索茶碱等。

①氨茶碱：口服吸收完全，药物半衰期（T1/2）为 7~11 小时，大多用于支气管哮喘急性发作期，与 β_2 受体激动剂联用可提高疗效。同时，茶碱还有一定抗炎作用，有些国家单独应用小剂量茶碱或与吸入型糖皮质激素联合使用，用作哮喘的长期控制治疗。常用口服药物包括：茶碱控释片（含无水茶碱 100mg），早晚各服 1 次，儿童 8~10mg/kg；茶碱缓释胶囊，8 岁以上适用，每 12 小时服 1 次，每次服用 125mg，餐后服，不可嚼碎。

氨茶碱也可静脉滴注给药。由于氨茶碱平喘效应弱于短效 β_2 受体激动剂（SABA），而且有效治疗量和中毒量接近，所以从有效性和安全性角度考虑，在哮喘急性发作的治疗中，一般不推荐静脉使用氨茶碱。但对经支气管舒张药物和糖皮质激素治疗无反应的重度哮喘患儿，可酌情使用，治疗时需密切观察患儿症状，并监测心电图、血药浓度。药物及剂量：氨茶碱负荷量 4~6mg/kg（≤250mg），缓慢静脉滴注 20~30 分钟，继之根据年龄持续滴注维持剂量 0.7~1mg/（kg·h）。如已用口服氨茶碱者，可直接使用维持剂量持续静脉滴注，亦可采用间歇给药方法，每 6~8 小时缓慢静脉滴注 4~6mg/kg。

应用茶碱的常见不良反应有恶心、呕吐、胃部不适、食欲减退、头痛、烦躁、易激动、失眠等。少数患儿可出现皮肤过敏反应。

②多索茶碱：其支气管平滑肌松弛作用较氨茶碱强 10~15 倍，并有镇咳作用，且作用时间长，无依赖性。本药为非腺苷受体拮抗剂，因此，无类似氨茶碱所致的中枢和胃肠道等肺外系统的不良反

应，也不影响心功能。但大剂量给药后可引起血压下降。不良反应可见头痛、失眠、易怒、心悸、心动过速、期前收缩、食欲不振、恶心呕吐、上腹不适或疼痛等。

（3）**抗 IgE 抗体** 抗 IgE 抗体对 IgE 介导的过敏性哮喘具有较好的效果，但仅适用于血清 IgE 明显升高、高剂量吸入型糖皮质激素和长效吸入型 β_2 受体激动剂（LABA）无法控制的 6 岁及 6 岁以上重度持续性过敏性哮喘患儿。

（4）**抗组胺药物** 《中国过敏性哮喘诊治指南（第一版，2019年）》明确提到，单独使用抗组胺药物对哮喘无明确的疗效，推荐作为辅助用药。虽有研究证实，抗组胺药物能改善哮喘症状、减少 β_2 受体激动剂的使用、改善肺功能，并与白三烯受体拮抗剂有协同作用，但证据等级较弱。《支气管哮喘防治指南（2020 年版）》也指出，抗组胺药物在哮喘治疗中作用较弱，主要用于伴有变应性鼻炎的哮喘患儿，不建议长期使用抗组胺药物。以上 2 个指南均适用于成年人，在儿童哮喘诊治指南中未将抗组胺药物列入哮喘防治药物。

如何判断哮喘是否得到控制

不少家长都有这样的困惑："我家孩子现在不喘了，是不是可以停药了 / 是不是可以减激素了？"在停药或减药之前，家长们可以根据患儿近 4 周的症状，先按照下面两份表格（见表 5-2、表 5-3）评估一下患儿哮喘究竟有没有得到控制。

表 5-2 ≥ 6 岁儿童哮喘症状控制水平分级

评估项目	良好控制	部分控制	未控制
① 日间症状 > 2 次 / 周 ② 夜间因哮喘憋醒 ③ 应急缓解药使用 > 2 次 / 周 ④ 因哮喘而出现活动受限	无	存在 1~2 项	存在 3~4 项

表 5-3 < 6 岁儿童哮喘症状控制水平分级

评估项目	良好控制	部分控制	未控制
① 持续至少数分钟的日间症状 > 1 次 / 周 ② 夜间因哮喘憋醒或咳嗽 ③ 应急缓解药使用 > 1 次 / 周 ④ 因哮喘而出现活动受限（较其他儿童跑步 / 玩耍减少，步行 / 玩耍时容易疲劳）	无	存在 1~2 项	存在 3~4 项

儿童哮喘缓解期需要治疗吗

在哮喘急性发作得到控制后，患儿已没有明显症状，看上去同健康儿童几乎无异。这时还需继续治疗吗？答案是肯定的。

哮喘缓解期的治疗是哮喘管理策略中不可或缺的一部分。一方面，哮喘的病理基础在于气道的慢性炎症及其导致的气道高反应性。即便在哮喘缓解期，气道慢性炎症和气道高反应性依然存在，一旦遇到诱发因素或刺激因素，如吸入大量过敏原、感染呼吸道疾病或吸入烟雾等，均可能引起哮喘发作。故在患儿哮喘缓解后，家长不应抱侥幸心态，误认为哮喘将不再发作而停止治疗，而应持续治疗以减少发作频率和减轻发作程度。另一方面，哮喘作为一种慢性气道炎症性疾病，其炎症可能持续存在相当长的时间，甚至终身，故需要长期维持治疗。重视哮喘缓解期的治疗至关重要，若在此期间忽视治疗，往往难以取得积极稳定的治疗效果。因此，每位家长都应充分认识到缓解期治疗的重要性。

哮喘缓解期的治疗至关重要，通过持续给药和控制气道炎症，可以有效避免哮喘的急性发作。这不仅有助于减少哮喘症状的出现，提高患儿的生活质量，还能减少并发症的发生。长期未得到妥善控制的哮喘可能引发严重并发症。通过缓解期的治疗，可以显著降低这些并发症的风险。此外，缓解期治疗还能降低医疗费用，因为哮喘的急性发作通常需要紧急医疗干预，包括住院治疗和使用昂贵的药物。而缓解期得到合理治疗，可以大大减少急性发作的次数，从而间接降低了医疗费用。

如何加强对儿童哮喘缓解期的管理

1. 生活方式管理

（1）**均衡饮食**　维持营养均衡的饮食习惯，确保摄入充足的营养，有助于提升患儿的免疫力。

（2）**规律运动**　适度的体育锻炼能够增强患儿的肺功能，降低诱发哮喘的因素。然而，应合理控制运动强度，避免剧烈运动，以免诱发哮喘发作。

（3）**充足休息** 确保充足的睡眠时间，有助于患儿体力和免疫力的恢复。

（4）**避免诱发因素** 避免接触过敏原和刺激性物质，如粉尘、油烟等，以减少患儿感染呼吸道疾病的风险。

2. 西医常规治疗

（1）**吸入性糖皮质激素** 例如布地奈德福莫特罗粉吸入剂，长期使用，可帮助患儿有效控制气道高反应性，降低哮喘发作频率。

（2）**长效支气管舒张剂** 与糖皮质激素联合使用，可进一步提升疗效。

（3）**抗白三烯药物** 如孟鲁司特钠片和扎鲁司特胶囊，通过抑制细胞因子释放，减轻气道炎症反应。

（4）**免疫调节剂** 可用于重度持续性哮喘的辅助治疗。

3. 中医特色治疗

包括内治法（如口服中药）和外治法（如穴位贴敷、艾灸等），可以从根本上改变患儿体质，增强免疫力。对于缓解期患儿，可采用外治法如三九贴、三伏贴治疗，内治法则可采用口服膏方进行治疗。

儿童哮喘缓解期治疗方面的注意事项

哮喘缓解期的治疗是哮喘管理的重要组成部分，其核心目的在于预防哮喘急性发作事件，维持患儿病情的稳定状态，并改善其生活质量。患儿家长应加强对以下问题的关注。

（1）**遵医嘱用药**　严格按照医生处方用药，包括吸入性糖皮质激素、长效支气管舒张剂等。避免擅自停药、减药或更换药物，以防止病情反弹或恶化。

（2）**监测病情变化**　定期进行肺功能检查，评估气道功能的变化。记录哮喘症状的出现频率和严重程度，以便及时调整治疗方案。

（3）**避免诱发因素**　识别并避免已知的哮喘诱发因素，如过敏原、烟雾、空气污染等。居住环境尽可能保持空气清新，避免使用可能刺激气道的化学物质或香料。

（4）**保持健康的生活方式**　均衡膳食，确保营养摄入充足，以增强免疫力。适度进行体育运动，但避免剧烈运动，以免诱发哮喘发作。保持良好的心态，减轻心理压力，有助于降低哮喘发作的频率。

（5）**定期复诊**　遵循医生建议，定期复诊，以便医生评估治疗效果并适时调整治疗方案。若出现新的症状或病情加重，应立即就医。

（6）**避免交叉感染**　尽量避免与呼吸道疾病患者接触，以降低交叉感染的风险。在公共场所应佩戴口罩，以减少呼吸道病毒的暴露。

（7）**教育患儿及家人**　向患儿家长普及哮喘相关知识，包括识别哮喘症状、应急处理措施等。确保在紧急情况下，患儿家长能够迅速采取恰当行动，如使用急救药物或及时就医。

哮喘缓解期的治疗需要患儿及家庭成员积极配合医疗人员，共同协作。通过严格遵医嘱用药、持续监测病情变化、避免诱发因素、保持健康生活方式、定期复诊及正确使用吸入装置等综合措施，可以有效控制哮喘症状，进而提升患儿的生活质量。

参考文献

[1] 中华儿科杂志编辑委员会，中华医学会儿科学分会呼吸学组，中国医师协会儿科医师分会儿童呼吸专业委员会 . 儿童支气管哮喘规范化诊治建议（2020 年版）[J]. 中华儿科杂志，2020，58(9):708-717.

[2] 中华医学会儿科学分会呼吸学组，《中华儿科杂志》编辑委员会 . 儿童支气管哮喘诊断与防治指南（2016 年版）[J]. 中华儿科杂志，2016，54(3):167-181.

[3] 李云 . 儿科名医儿童哮喘大讲堂 [M]. 长沙：湖南科学技术出版社 .2018.

[4] 赵京，陈育智 . 社区儿童哮喘病例管理（试用）[M]. 北京：北京大学医学出版社 .2008.

[5] 殷勇，卢燕鸣，张芬，等 . 儿童哮喘常用吸入装置使用方法及质控专家共识 [J]. 中华实用儿科临床杂志，2020，35（14）：1041-1050.

[6] 中华医学会变态反应分会呼吸过敏学组（筹），中华医学会呼吸病学分会哮喘学组 . 中国过敏性哮喘诊治指南（第一版，2019 年）[J]. 中华内科杂志，2019，58（9):636-655.

[7] 中华医学会呼吸病学分会哮喘学组 . 支气管哮喘防治指南（2020 年版）[J]. 中华结核和呼吸杂志，2020，43(12):1023-1048.

[8] 万力生 . 名医教您防治小儿哮喘 [M]. 北京：金盾出版社，2010.

[9] 中国中西医结合学会儿科专业委员会呼吸学组 . 中西医结合防治儿童哮喘专家共识 [J]. 国际儿科学杂志，2020，47(6):373-379.

[10] 汪受传，虞坚尔 . 中医儿科学（全国中医药行业高等教育“十二五”规划教材）[M]. 北京：中国中医药出版社 .2012.

[11] 韩新民 . 中医儿科学（全国高等中医药院校规划教材，中医药类专业用）[M]. 北京：高等教育出版社 .2008.

第六章
中医药治疗儿童
哮喘效果卓著

哮喘发作了，看中医还是看西医

西药治疗哮喘具有很好的疗效，但往往用药时间长，加之担心应用激素的不良反应，家长和患儿未必能长期坚持应用。中医治疗哮喘方法众多，除口服中草药治疗外，还有针灸疗法、推拿按摩、拔罐疗法及综合调理等多种方法，尤其注重整体调理和个体化治疗，旨在缓解哮喘症状、预防哮喘发作，并改善患儿的生活质量。归纳来说，中医治疗哮喘的特点与优势，着实不少。

（1）**辨证施治，讲究个体化治疗**　严格区分哮喘的病因、病机、病性，注重不同哮喘患儿体质、发病时期、发病特点的差别，根据脏腑、阴阳、气血的寒热虚实变化决定治疗方案，辨证施治。也就是说，即使同一患儿在发病的不同时期，或是两次发病，处方选药治疗都会因时因势而异，更有针对性。

（2）**标本兼治，提高疗效**　根据"急则治标，缓则治本"的原则，急性发作期治标，以肺为中心，以迅速缓解症状为首要任务；缓解期治本，以肺、脾、肾为中心而进行治疗调理，扶正固本，以提高自身免疫力、减少发作为治疗目的。不同阶段，治疗重点不同，用药不同，事半功倍。

（3）**内外合治，手段众多**　中医治疗哮喘，除可以口服汤药、膏方外，还可配合针灸、推拿、拔罐、敷贴等众多治疗方法，各有优势，内治外治相结合，取长补短。如大家耳熟能详的"三伏贴""三九贴"，就是根据《素问·四气调神大论篇第二》中"春夏养阳，秋冬养阴"的理论，在三伏天、三九天将特制的中药贴敷在特定的穴位上，以发挥温通经络、行气活血、祛湿散寒、调整脏腑功能的作用，减少哮喘发作次数。

（4）**不良反应少**　长期应用中药治疗，只要辨证准确，较少出现不良反应。关键是不会影响儿童的生长发育。

中医、西医治疗哮喘都有自己完整的理论体系，都有很好的效果。而中西医结合治疗，就如一个人用两条腿走路，自然比一条腿走得更快更稳，治疗效果更佳。

然而，每个人的体质和病情不同，因此，无论使用西医方法还是中医药手段治疗哮喘，均务必在专业医生的指导下进行。

中医如何治疗哮喘

中医治疗哮喘的原则是"急则治标，缓则治本"。也就是说，在急性发作期采取攻除邪气的方法以迅速缓解喘息症状，治疗时当分辨寒热虚实而随证治疗；当症状明显减轻，进入慢性持续期后，则需标本兼治，在攻除邪气控制症状的同时，调整、补益脏腑功能以提高自身抵抗力。到了临床缓解期，也就是平时患儿没有症状的时候，也不可掉以轻心，当扶正以固其本，可采取补肺健脾益肾的方法，侧重于调节自身免疫力，以期达到减少发作的目的。

常用的治疗哮喘的中成药有哪些

常用的治疗哮喘的中成药有很多，需要根据患儿不同的症状、体质进行辨证选择应用。现列举几种常用药物。在此特别强调一点，即儿童使用任何药物，都应在专业医生的指导下应用，家长朋友们千万不要擅自给儿童选用药物，以免发生不良后果，甚至危及儿童生命。

1.哮喘发作期的寒性哮喘

主要表现为典型的喘憋咳嗽、喘气快而粗，或是喉间有"吱吱"或是"拉风箱"的声音；同时伴有清稀的鼻涕或痰液，畏寒，喷嚏，口不渴，舌淡红。患儿出现这些症状时，多为有寒象，可考虑使用如下药物。

（1）**小青龙颗粒** ＜3岁，每次3克，每日3次；3~6岁，每次6克，每日3次；＞6岁，每次13克，每日2~3次。温开水冲服。

（2）**三拗片** ＜3岁，每次0.5克，每日2次；3~6岁，每次0.5克，每日3次；＞6岁，每次1克，每日2~3次。温开水送服。

2.哮喘发作期的热性哮喘

主要表现为典型的喘憋咳嗽、喘气快而粗，或是喉间有"吱吱"或是"拉风箱"的声音；伴有黏稠鼻涕或黏痰，颜色偏黄或是白色，"质黏"是最主要的特点；除此之外，还可见口渴、喜欢饮冷，也可能伴有口臭、小便黄、大便干，舌色鲜红。患儿出现这些症状时，便是有热象，可考虑使用如下药物。

（1）**小儿咳喘灵口服液** ≤2岁，每次5毫升；3~4岁，每次7.5毫升；5~7岁，每次10毫升。每日3~4次，口服。

（2）**肺力咳合剂** <7岁，每次10毫升；7~14岁，每次15毫升。每日3次，口服。

（3）**小儿清肺化痰口服液** <1岁，每次3毫升；1~5岁，每次10毫升；>5岁，每次15~20毫升。每日2~3次，口服。

（4）**哮喘宁颗粒** <5岁，每次5克；5~10岁，每次10克；10~14岁，每次20克。每日2次，温开水冲服。

3. 哮喘缓解期的肺脾气虚证

这个阶段患儿往往没有典型的喘憋、喘气快而粗、喉间痰鸣，咳嗽也不重或是没有咳嗽。若患儿一向易出汗、感冒，面色发白或黄，没有光泽，可选择玉屏风颗粒。用法为：口服。1~3岁，每次2.5克，每日2次；4~6岁，每次5克，每日2次；>6岁，每次5克，每日3次。

4. 哮喘缓解期的肺肾阴虚证

患儿没有典型的喘憋、喘气快而粗、喉间痰鸣，但往往还是会有咳嗽，虽不重，但时好时坏，咳嗽时间较长，可伴见有痰，但量不多，咳吐不爽。除此之外，患儿还可能表现为形体偏瘦，口干心烦，手足心热，舌头颜色偏红，舌苔花剥，呈地图舌，可选择槐杞黄颗粒。用法为：口服。1~3岁，每次0.5袋，每日2次；3~12岁，每次1袋，每日2次。

儿童常用的止咳平喘中草药有哪些

儿童常用的止咳平喘中草药，根据药效分为三类。

（1）**温化寒痰药**　味多辛、苦，性多温燥，主归肺、脾、肝经，有温肺祛寒、燥湿化痰的功效。主治寒痰、湿痰证，如咳嗽气喘、痰多色白、苔腻者。常用的药物包括：半夏、天南星、白附子、皂荚、紫苏子、白芥子、桔梗、旋覆花、白前等。

（2）**清化热痰药**　药性多寒凉，有清热化痰的功效。主治热痰证，如咳嗽气喘、痰黄质稠者。常用的药物包括：川贝母、浙贝母、前胡、瓜蒌、竹茹、竹沥、天竺黄、胆南星、猴枣、礞石、海蛤壳、海浮石、葶苈子、昆布、海藻、胖大海、木蝴蝶、冬瓜子等。

（3）**止咳平喘药**　主归肺经，药性有寒温之别，功效有宣肺、清肺、润肺、降肺、敛肺、化痰之不同。主治咳喘之证。常用的药物包括：杏仁、枇杷叶、款冬花、紫菀、百部、桑白皮、地龙等。

哮喘患儿能吃膏方吗

膏方，又称"煎膏""膏滋"，是中药传统剂型，比如丸、散、膏、丹、酒、露、汤等中的一种。其制备过程是，将中药材加水煎煮并过滤去渣，而后对所得药液进行浓缩，最终加入辅料制成膏状制剂。这种剂型主要功效在于调理和滋补。儿童由于具有生长发育迅速、"稚阴稚阳"的生理特点，处方选药时不仅需注重辨证论治，亦需根据儿童的特殊生理特点而选择药性平和的药物，以调补为主，治中寓补，达到恢复患儿机体阴阳平衡的功效，而非一味选择补益之品。同时，儿童膏方常选用冰糖、饴糖和少量阿胶收膏调制，而不选用过于滋腻、滋补的药物收膏。

哮喘患儿往往是素体肺脾肾亏虚的体质，加之哮喘反复发作，更易损伤人体正气。故在哮喘缓解期间，家长可适当为患儿选用膏方调治1~2个月，有利于患儿改善体质，提高自身免疫力，增强抗过敏能力，修复受损的支气管内膜，减轻气道的反应，从而预防哮喘的发作。

中药贴敷能治疗儿童哮喘吗

中药贴敷治疗哮喘有着上千年的历史，因其安全有效、副作用少、费用低廉、操作简便、老少咸宜等优点，目前应用越发广泛，如大家熟知的"三伏贴""三九贴"等。

中药贴敷是如何发挥疗效的呢？主要是通过以下两个方面。

（1）经络治疗作用 经络是人体内运行气血的通道，具有联系脏腑、沟通内外，运行气血、营养全身，抗御病邪、保卫机体的作用。也许有人会问：经络是看不见、摸不到的，它真的存在吗？它真的能起到治病、防病的作用吗？答案是肯定的。经络如同飞机航线，不能因为我们肉眼看不到它，就否定它的存在。有些人在针灸时会有酸、麻、胀、痛的感觉沿着机体向一定方向延伸，并且是可以起到一定治疗作用的，这就很好地证明了经络的存在。

中药贴敷，即通过温热性质的药物对特定穴位加以刺激，引起类似针灸的效应，起到温通经络、行气活血、祛湿散寒以治疗疾病的作用。通过经络的调整，达到补虚泻实、促进阴阳平衡、防病保健的目的。

（2）**药物直接作用**　药物可通过皮肤渗透至皮下组织，在局部达到药物浓度的相对优势，直接发挥较强的药理作用。儿童肌肤娇嫩、脏气清灵，所贴药物很容易经皮肤渗入穴位，循经络气血直达病位，发挥治疗作用。

贴敷治疗儿童哮喘常使用麻黄、细辛、苍耳子、白芥子等平喘、止咳、化痰、抗炎类药物。这些药物可以通过皮肤渗透吸收，从而进入体内发挥治疗作用。

贴敷治疗儿童哮喘常用的穴位包括肺俞穴、心俞穴、膈俞穴等背部穴位，以及天突穴、膻中穴等胸部穴位。这些穴位与肺脏功能密切相关，通过刺激这些穴位可以调节患儿肺脏功能，从而缓解其哮喘症状。

"夏贴三伏"与"冬贴三九"，作为中医学传统治疗手段中的独特形式，其理论基础源自中医"夏病冬防"及"冬病夏治"的理论。

（1）**三伏贴治疗哮喘**　即在夏季三伏天进行的中医穴位贴敷疗法。在三伏天，人体阳气最为旺盛，经络中气血流动最为活跃。此时，使用特定的温热药物，贴敷于肺经腧穴或其他相关穴位上，能够有效调动和补充身体的肺气、脾气和阳气，从而增强身体正气和免疫功能。

三伏贴疗法通过药物对特定穴位的刺激作用及皮肤对药物成分的吸收机制，实现了药物与腧穴的双重作用，达到通经活络、祛除寒邪的效果。该方法在减少哮喘患儿的发作频率、降低冬季感冒发生次数方面表现出显著的疗效，在治疗儿童哮喘及其他呼吸系统疾病方面具有显著的临床效果。

（2）**三九贴治疗哮喘** 此为冬季三九天进行的中医穴位贴敷疗法。三九天灸是中医学的一种时间疗法，中医有"冬至一阳生"的观点，认为自三九天开始，自然界的阳气逐渐上升。这时，通过配合穴位贴敷，有助于促进人体自身阳气的激发，打开毛孔，以便自然界的阳气更好地渗透人体，从而达到驱散寒邪、温通血脉之功效。

三九贴作为三伏贴疗法的补充与加强手段，其主要功能在于通过冬季的贴敷治疗，进一步强化机体的免疫力，降低发病率或减轻病情。针对过敏性鼻炎、哮喘等过敏性疾病，三九贴具有一定的辅助治疗作用。

患儿使用外治贴敷疗法，务必在专业医生的指导下进行。应注意药物选择、贴敷时间及可能出现的过敏反应等问题。

（1）**皮肤过敏** 部分患儿可能对贴敷药物产生过敏反应，如皮肤红肿、瘙痒等。因此，在使用外治贴敷前，应进行皮肤敏感性测试，确保无过敏反应后再进行贴敷。

（2）**药物选择** 应根据患儿的具体病情和体质选择合适的药物进行贴敷。避免使用可能引起过敏或不适的药物。

（3）**贴敷时长** 需根据药物性质和患儿病情进行调整。通常，贴敷时间不宜过长，以免对患儿皮肤造成损伤。

需要注意的是，贴敷的治疗效果可能因个体差异而有所不同。一些患儿可能对贴敷药物敏感，从而获得较好的治疗效果；而另一些患儿可能对贴敷药物不敏感，使得治疗效果不佳。此外，患儿还应结合其他治疗方法进行综合治疗，以提高治疗效果和生活质量。

拔罐能治疗儿童哮喘吗

拔罐疗法能够改善机体的气血运行状态，有效缓解哮喘发作时的临床症状，如气喘、咳嗽等。尤其是在儿童哮喘由外感风寒等因素引发的情况下，通过刺激体表穴位，拔罐疗法能够发挥驱散寒邪的作用。此外，作为综合治疗的一种补充手段，拔罐疗法还有助于扶正祛邪，减少哮喘发作。在临床应用中，通常选取背部第1至第12胸椎两侧的穴位，特别是足太阳膀胱经背部第一侧线上的穴位。常用穴位包括大椎穴、身柱穴、大杼穴、风门穴、肺俞穴、膈俞穴、膏肓穴等。此外，治疗部位还可包括颈部、脊柱两侧及肩胛上区。

（1）**操作方法** 患儿取俯卧位，将枕头垫于胸部，双手置于枕头前方，使肩胛骨自然放松，并暴露背部。清洁皮肤后，在患儿背部沿脊柱两侧均匀涂抹适量凡士林油膏。采用闪火法，将火罐吸附于患儿脊柱两侧，沿脊椎两侧由内向外、由上至下进行往返移动，直至所拔部位皮肤呈现红润和充血状态，随后将火罐固定于两侧肺俞穴。

火罐吸定后，每隔35分钟，将火罐按上、下、左、右方向，以每秒钟35厘米的速度移动。对于吸附较深的火罐，不宜进行移动操作，可在周边加用火罐。最后将火罐吸定在哮鸣音、啰音显著的区域或两侧膈俞穴。

根据患儿的年龄及适应性差异，拔罐时间宜控制在 5 至 20 分钟之间。起罐时，应以手指按压火罐边缘的皮肤，同时使用另一手缓慢地引空气至罐内，使火罐自然脱落，不可采取强行拉扯或旋转的方式。

（2）**注意事项** 罐具之间距离不宜太近，以免罐具牵拉导致患儿皮肤疼痛，或罐具相互挤压而脱落。留罐期间，需持续观察患儿的反应及罐内状况。运用闪火法拔火罐时，务必确保酒精棉球中的酒精被完全挤出；点火时，操作者应确保与患儿身体保持安全距离，避免灼伤患儿皮肤。起罐后，若局部出现瘀血现象（即紫红色），通常无须特殊处理。若出现烫伤或小水疱，一般亦无须干预，使其自然吸收；若水疱较大或伴有皮肤破损，应及时采取消毒措施，使用消毒毫针刺破水疱以排出水液，或使用注射器抽出水液，随后涂抹龙胆紫，并以无菌纱布覆盖，以保护创面。在进行拔罐治疗前，应做好充分的宣教工作，以消除患儿的恐惧感，确保其能够配合做好治疗。

需要注意的是，拔罐疗法并不能替代现代医学对于哮喘的标准诊断和治疗措施，如吸入性糖皮质激素等药物治疗。在实施拔罐疗法时，必须由具备专业资质的中医医师进行操作，并且要结合患儿的特定病情和身体状况等综合考虑。同时，在治疗期间，家长应持续观察患儿的反应，一旦出现不适或者症状加重等情况，应及时调整治疗方案。

针灸推拿能治疗儿童哮喘吗

针灸推拿当然能够治疗哮喘！针灸、推拿和中药贴敷一样，是根据中医基础理论和脏腑经络学说，采用不同的手段刺激人体表面穴位，并通过经络发挥调和气血、调整脏腑的功能，从而达到治病、防病的目的。

针灸疗法包括针刺和艾灸，针刺又有针刺体穴和针刺耳穴的区别。常用的治疗哮喘的体穴包括天突穴、定喘穴、丰隆穴、膻中穴、孔最穴等；耳穴包括肺、肾、肾上腺、交感、平喘、皮质下等。针灸时，也应根据患儿病情的寒热属性，选择不同的针刺穴位。

艾灸是将艾叶做成不同的剂型，或配合其他的介质，对人体具有治疗作用的穴位进行温热性刺激，发挥温经散寒、通络止痛的作用，适用于寒性哮喘和慢性哮喘。

推拿是医者通过不同手法作用于患儿体表的特定部位，刺激经络，畅通气血，发挥调和脏腑阴阳、整复筋骨、滑利关节的作用。具体来说，推拿治疗儿童哮喘常用的手法包括清肺经、推天河水、揉按膻中、揉肺俞、揉定喘等。这些手法能够刺激相关的穴位和经络，促进气血流通，调整脏腑功能，从而达到缓解哮喘的目的。

推拿在治疗哮喘方面展现出显著的疗效，因其减少甚至避免了口服药物和注射治疗，易于被患儿及家长所接受。然而，必须强调的是，推拿作为中医学治疗手段之一，其应用需在辨证论治的原则之下，分清病证的寒热虚实属性，再予实施相应的治疗。

还有一点需要注意，哮喘是一种需要长期管理和治疗的疾病，推拿疗法并非治疗哮喘的唯一手段，且患儿应在医生指导下，采取包括药物治疗、避免接触过敏原、增强体质锻炼等在内的综合性治疗措施。总之，推拿可以作为综合治疗的一部分，但不能替代其他治疗方法。

此外，在采用推拿疗法时，家长需要注意以下几点。

①选择正规的医疗机构和有经验的推拿师进行操作，以确保治疗的效果和安全性。

②在推拿过程中，要注意观察患儿的反应和症状变化，如有不适应及时停止推拿并就医。

③推拿后要做好保暖工作，避免患儿受凉引发哮喘发作。

推拿治疗哮喘的常用手法

1. 推法

用指、掌在体表一定的部位或穴位上进行单方向推动的手法称为推法。推法分为直推法、旋推法、分推法与合推法。

（1）直推法　用拇指桡侧缘或螺纹面，或食指与中指的螺纹面，在穴位上进行单向直线推动，称为直推法（见图 6-1）。操作频率大概为每分钟 200 至 300 次。

【**适用部位**】主要用于线状穴和五经穴等小儿推拿特定穴，适用于头面、四肢及脊柱部。

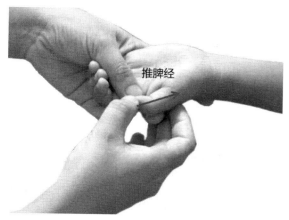

图 6-1　直推法

（2）**分推法**　用双手拇指桡侧缘或螺纹面，或用食指与中指的螺纹面，自穴位向两侧推动，或按照"八"字形推动，称为分推法（见图 6-2）。一般连续分推 30 至 50 次。

【**适用部位**】常用于头面部、胸腹部、腕掌及肩胛部。

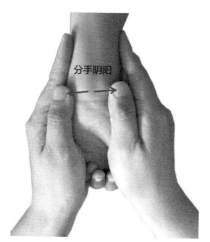

图 6-2　分推法

2. 运法

以拇指或中指的螺纹面在穴位上由此向彼进行弧形或环形运动，称为运法（见图6-3）。操作频率为每分钟80至120次。

【适用部位】主要用于点状穴或面状穴等小儿推拿特定穴。

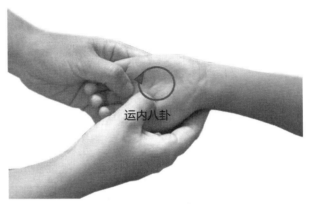

图 6-3　运法

3. 揉法

用手掌大鱼际、掌根部分或手指螺纹面在穴位上进行轻柔缓和的回旋运动，称为揉法（见图6-4）。根据着力部位的不同，揉法分为指揉法、鱼际揉法、掌根揉法三种。其中，指揉法又分为拇指揉法、中指揉法、食中二指揉法和食、中、无名三指揉法。操作频率为每分钟120至160次。

【适用部位】拇指揉法及中指揉法适用于全身各部位或穴位；食、中二指揉法常用于肺俞穴、脾俞穴、胃俞穴等背俞穴；三指揉法用于脐及双侧天枢穴，并适用于胸锁乳突肌；鱼际揉法用于头面部、胸腹部、胁肋部、四肢等部；掌根揉多用于腰背部、腹部及四肢部。

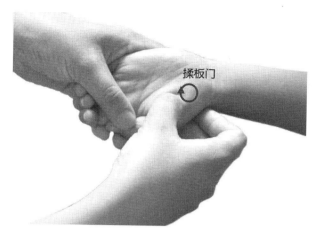

图6-4 揉法

4.摩法

用手掌面或食指、中指、无名指的螺纹面进行环形的抚摩，称为摩法（见图6-5）。分为指摩法和掌摩法。频率为每分钟100次左右。

【适用部位】适用于胸腹部、胁肋部及头面部。

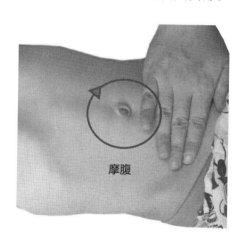

图6-5 摩法

5. 掐法

用拇指指甲或拇、食指指甲刺入穴位，称为掐法（见图6-6）。亦称为"切法""爪法""指针法"。

【适用部位】适用于头面部及手足部的穴位。

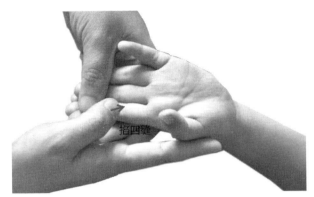

图6-6　掐法

6. 拿法

用大拇指螺纹面和食、中两指指面，或大拇指和其余四指进行对称性用力，提拿一定部位和穴位，进行一紧一松的拿捏，称为拿法（见图6-7）。

【适用部位】适用于颈项部、肩部及四肢。

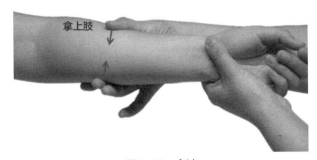

图6-7　拿法

7. 按法

用拇指、中指的指端、指面、手掌，对特定部位或穴位，逐渐用力下压，按而留之或一压一放地持续进行，称为按法（见图6-8）。根据着力部位的不同可进一步细分为指按法和掌按法。

【适用部位】指按法适用于全身各部或穴位，掌按法适用于胸腹、腰背部。常与揉法配合使用。

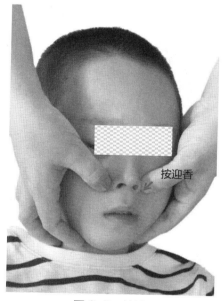

按迎香

图6-8 按法

8. 擦法

用食指、中指、无名指的指面、手掌、鱼际，紧贴体表特定部位进行快速直线往返摩擦，称为擦法。

【适用部位】适用于胸腹部、两胁部、腰背部及四肢。

推拿治疗哮喘的常用穴位

天门

【位置】两眉正中至前发际成一直线（见图 6-9）。

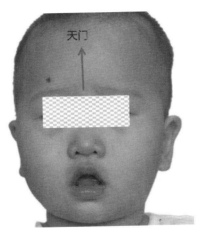

图 6-9 天门

【操作】以两拇指指腹交替从两眉正中推向前发际，称开天门，又称推攒竹。起式推 24 次；头面及眼鼻病变，均可推 1 至 2 分钟。

【功效】祛风散邪，通鼻窍，开窍醒神，调节阴阳。

【应用】起式手法，每病必用，每人必用。并与推坎宫、运太阳、掐揉耳背高骨构成"头面四大手法"。长于治疗各类鼻炎、目疾。

坎宫

【位置】自眉头起沿眉梢成一横线，左右对称（见图 6-10）。

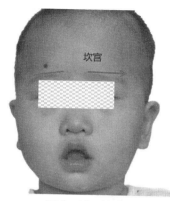

图 6-10　坎宫

【操作】两拇指指腹自眉心同时向眉梢分推，称推坎宫。

【功效】疏风解表，调节阴阳，醒脑明目，止头痛。

【应用】起式同"开天门"。长于治疗迎风流泪，眼目胀痛、赤痛，近视、斜视等。

太阳穴

【位置】外眼角与眉梢连线中点后方凹陷处（见图 6-11）。

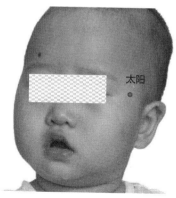

图 6-11　太阳穴

【操作】两拇指桡侧自前向后直推，为推太阳。两拇指或中指指腹置于该穴揉动，称揉太阳。如在太阳穴施运法，称运太阳。古有"向眼方向为补，向耳方向为泻"之说。

【功效】疏风解表，调节阴阳，清利头目，止头痛。

【应用】起式同"开天门"。长于治疗小儿汗证、夜啼、遗尿、小便频数、癫痫等。

耳后高骨

【位置】耳后乳突下约 1 寸许凹陷中（见图 6-12）。

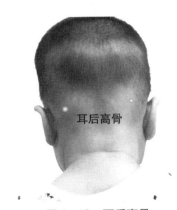

图 6-12　耳后高骨

【操作】以两拇指或中指指腹置于该穴，揉 3 掐 1，操作持续约 1 分钟。

【功效】疏风解表，镇静安神，定惊。

【应用】长于改善小儿睡眠，治惊风、夜啼、耳鸣耳聋、中耳炎等。

天柱骨

【位置】颈后发际正中至大椎穴成一直线（见图 6-13）。

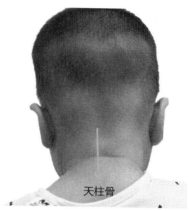

图 6-13　天柱骨

【操作】用拇指或食、中二指自上而下直推，亦可拍，亦可取痧（多用刮法、揪法、扯法），均以皮肤潮红为度。

【功效】祛风散寒，降逆止呕，清热。

【应用】清法代表。治疗风热感冒、风热咳嗽、肺热喘证、咽喉不利、咽痛、鼻衄等；降法代表，治溢乳、恶心、呕吐、呃逆、嗳气、头痛、头晕等。

风池穴

【位置】在枕骨下，当胸锁乳突肌与斜方肌上端之间的凹陷处，左右各一（见图 6-14）。

【操作】可点、可揉、可拿。拿颈夹脊为先定点拿风池穴 5 至 10下，后从上至下拿捏至大椎平面。

【功效】发汗解表，祛风散寒。

【**应用**】用于外感疾病和头目诸疾，并能增强适应能力和体质。

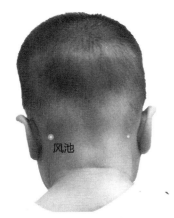

图 6-14　风池穴

天突穴

【**位置**】颈部，当前正中线，胸骨上窝中央（见图 6-15）。

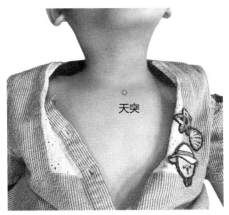

图 6-15　天突穴

【**操作**】以中指指腹按或揉天突穴，按 10 次左右，揉 1 至 3 分钟。亦可捏挤天突穴。

【功效】理气化痰，止咳平喘，利咽喉，催吐催咳，降逆止呕。

【应用】用于喉痒即咳、咽喉肿痛、胸闷不舒、喘息、呕吐等。

膻中穴

【位置】胸部，前正中线上，平第4肋间，两乳头连线中点（见图6-16）。

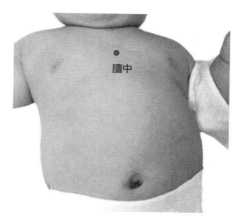

图6-16　膻中穴

【操作】或揉，或分推，或下推。揉约1分钟，分推与下推各20至40次。亦可以中指置于膻中穴，食指与无名指置于两乳旁或两乳根，同时揉三穴，1至3分钟。

【功效】理气顺气，止咳化痰，开胸散结。

【应用】用于咳嗽、胸闷、喘证、哮证、咽喉肿痛、痰多等。

腹

【位置】整个腹部（见图6-17）。

【操作】腹部十法。

①**摩腹**：全掌摩腹，顺时针与逆时针各摩 1 至 3 分钟。

②**揉腹**：以全掌或掌根置于腹部揉 1 至 3 分钟。

【**功效**】调理肠道，健脾和胃，理气消食。

【**应用**】广泛用于各种儿科疾病。摩、揉、振、推腹手法柔和，功偏于补；挪、荡、拿、挤碾、按、抄腹手法刚毅，效偏于泻。

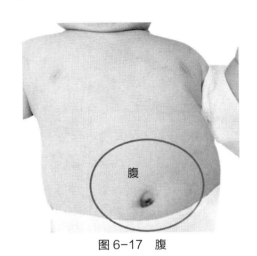

图 6-17　腹

定喘穴

【**位置**】在背部，第七颈椎棘突下，大椎旁开 0.5 寸（见图 6-18）。

【**操作**】可按，可揉，操作 1 至 3 分钟。

【**功效**】止咳平喘，通宣理肺。

【**应用**】缓解治疗喘哮久咳、百日咳、肺结核等疾病，是针对喘证的特定穴。

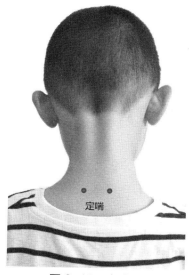

图 6-18　定喘穴

身柱穴

【位置】在背部，当后正中线上，第 3 胸椎棘突下凹陷中（见图 6-19）。

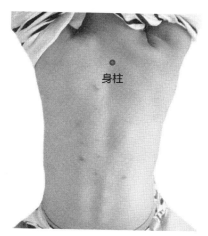

图 6-19　身柱穴

【操作】可按，可揉，操作 1 至 3 分钟。

【功效】通阳理气，祛风退热，清心宁志，降逆止嗽。

【应用】身热头痛，咳嗽，气喘，惊厥，癫狂痫证，腰脊强痛，疔疮发背。

五背俞穴

分别为肺俞穴、心俞穴、肝俞穴、脾俞穴、肾俞穴。

【位置】肺俞穴、心俞穴、肝俞穴、脾俞穴依次位于第 3、5、9、11 胸椎棘突下旁开 1.5 寸，左右各一。肾俞穴位于第 2 腰椎棘突下旁开 1.5 寸，左右各一。

【操作】两拇指或一手食中二指分开置于相应背俞穴，或揉，或按，或振；或以小鱼际擦之；或使患儿俯卧于医生腿上，以前臂垂直于患儿脊柱，置于其相应背俞穴振揉之。揉、按、振均 1 至 3 分钟，擦之令热。

【功效】调节脏腑气机，补其虚，泻其实。

【应用】脏腑实证手法稍重，宜点，宜叩，宜擦。虚证宜久揉并振之。分清虚实，治五脏疾病。

五经穴

分别为脾经（土）、肝经（木）、心经（火）、肺经（金）、肾经（水）。

【位置】拇指、食指、中指、无名指和小指的螺纹面，依次为脾经、肝经、心经、肺经和肾经（见图 6-20）。

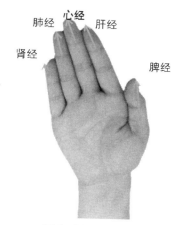

图 6-20　五经穴

【操作】以一手拇指置于内劳宫，其余四指固握患儿手腕，另一手食、中、无名三指固定相应经穴，拇指旋推，顺时针为补、逆时针为泻，向心（向上）推为补、离心（向下）推为泻。每穴推 1 至 5分钟。

【功效】调节相应脏腑。补相应脏腑之虚，泻相应脏腑之实。

【应用】小儿脾、肾常不足，心、肝多有余。因此，治疗多采用补脾经、补肾经、清肝经和清心经。补脾经用于厌食、呕吐、腹泻、疳积、痿证、消瘦等。补肾经多用于发育迟缓、头发稀疏、耳鸣耳聋、弱视、遗尿、久泻、水肿等；清肝经用于惊风、夜啼、多动、瞬目、挠耳、吐弄舌、睡中磨牙等；清心经用于口舌生疮、小便涩痛、烦躁不寐、夜啼等。清肺经适用于感冒、咳嗽初起，哮喘发作期，痰鸣、痰饮，特应性皮炎，各种皮疹等。补肺经适用于久咳久喘、哮喘缓解期、反复感冒等。

小横纹

【位置】手掌面，食指、中指、无名指及小指的掌指关节横纹（见图 6-21）。

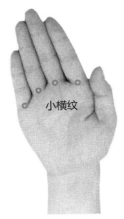

图 6-21　小横纹

【操作】可揉，可掐，可推。依次于各横纹揉 3 掐 1 为 1 遍，操作 10 遍。横向推 1 至 3 分钟。也可以逐指纵向来回推之，操作 10 遍。

【功效】化积，退热，除烦，消胀，散结。

【应用】用于烦躁、发热、口疮、流涎等。

四横纹

【位置】掌面，食指、中指、无名指及小指的第一指间关节横纹（见图 6-22）。

【操作】掐揉四横纹：从患儿食指横纹起，顺次捻揉各指横纹 3 至 5 次，再以拇指甲掐 1 次，依次捻掐完四指为 1 遍，操作 10 遍。

推四横纹：患儿四指并拢，医生以拇指指腹从患儿食指横纹依次横向推至小指横纹，操作 1 至 3 分钟。

【功效】化积消疳，退热除烦，散瘀结。

【应用】用于胃痛、腹痛、疳积、腹胀、厌食等。

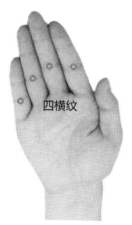

图 6-22　四横纹

掌小横纹

【位置】掌面，尺侧，小指根与掌横纹间的细小纹路（见图 6-23）。

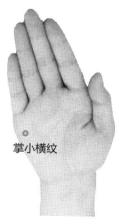

图 6-23　掌小横纹

【操作】可揉，可掐。揉3掐1，操作1至3分钟。

【功效】化痰止咳，开胸，散结。

【应用】用于胸闷、气急、咳嗽、痰喘、咽喉不利、鼻窍不通、百日咳等。

板门

【位置】手掌大鱼际平面，或手掌大鱼际平面中点（见图6-24）。

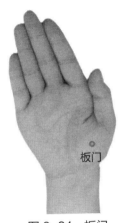

图6-24　板门

【操作】可揉，可运，可推（自板门推向横纹，或自横纹推向板门），可捏挤。揉1至3分钟，运、推各1至3分钟，捏挤10次。

【功效】板门为脾胃之门，可调升降、化积滞。

【应用】用于饮食积滞，升降紊乱之食欲不振、嗳气、腹胀、腹痛、泄泻、呕吐等。板门推向横纹止泻，横纹推向板门止吐。

内八卦

【位置】以手掌中心（内劳宫）为圆心，圆心至中指根距离2/3为半径之圆周（见图6-25）。

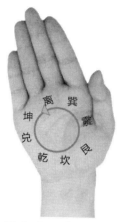

图6-25　内八卦

【操作】运法。有顺运和逆运之分。古有离位不运之说，即用左手拇指盖住离位，右手运至中指根下时，从左手指甲背上滑过，以免动心火。此外，古有分运内八卦之法：

①乾震顺运：自乾经坎、艮掐运至震，能安魂。

②巽兑顺运：自巽经离、坤掐运至兑，能定魄。

③离乾顺运：自离经坤、兑掐运至乾，能止咳。

④坤坎顺运：自坤经兑、乾掐运至坎，能清热。

⑤坎巽顺运：自坎经艮、震掐运至巽，能止泻。

⑥巽坎逆运：自巽经震、艮掐运至坎，能止呕。

⑦艮离顺运：自艮经震、巽掐运至离，能发汗。

⑧水火既济：自坎至离，自离至坎来回推运，能调济水火，平衡阴阳。

⑨揉艮宫，用指腹在艮宫揉运，能健脾消食。

顺运、逆运各操作1至3分钟。分运操作1分钟左右。

【功效】顺运行气消积、化痰、平喘。逆运降逆。

【应用】顺运用于胸闷、腹胀、咳嗽、气喘、厌食等。逆运用于呕吐。

二扇门

【位置】掌背中指根两侧凹陷中。食、中指交界处为一扇门，中指与无名指交界处为二扇门（见图6-26）。

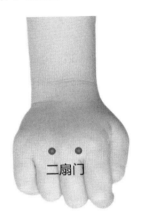

图 6-26　二扇门

【操作】以一手食、中二指分开，置于二扇门揉之。或以两手拇指指端掐入二扇门揉3掐1，均操作1至3分钟。

【功效】发汗解表，温中散寒，退热平喘。

【应用】行汗法之代表。亦可发"脏腑之汗"。用于畏寒、易感冒、无汗、高热、惊风等。

三关

【位置】前臂桡侧，阳池至曲池成一直线（见图6-27）。

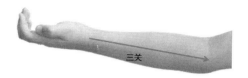

图6-27 三关

【操作】从腕横纹推向肘横纹，称推上三关，操作3至5分钟。

【功效】为温，为升，为补。

【应用】行温法之代表，治一切寒证，如头冷痛、流清涕、泪水清冷、流涎、畏寒、肢冷、阴疽、瘾疹不出、心腹冷痛。行补法之代表，治阳气不足之证，如身体虚弱、神疲气怯、面色无华、食欲不振、头昏、少气懒言等。长于升提，用于感冒无汗、汗出不畅、高热、疹子等。

天河水

【位置】前臂内侧正中，总筋至洪池（曲泽）成一直线（见图6-28）。

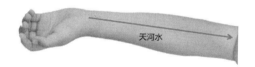

图6-28 天河水

【操作】清（推）天河水，医生以一手拇指按于内劳宫，另一手拇指或食、中二指向上推天河水。

【功效】清热，凉血，利尿，除烦。

【应用】行清法之代表，治各种热证，实热、虚热均适宜。能凉血，治斑疹、紫癜、皮肤干燥瘙痒等。清天河水用于外感，以透发为主；大推天河水和打马过天河，清热力量较强；取天河水为阴虚津伤而设，多用于虚热。

六腑

【位置】前臂尺侧缘，肘横纹至腕横纹一条直线（见图6-29）。

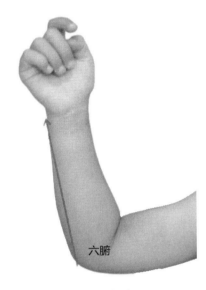

图6-29 六腑

【操作】医生以一手握患儿手腕，另一手的食、中二指下推六腑，操作3至5分钟。

【功效】通腑，泻热，解毒。

【应用】行下法之代表，用于各种积滞之腑气不通，以痞、满、燥、实、坚为特征。也用于热毒上攻之咽喉肿痛、重舌、木舌、热痢、目赤眵多、浊涕等，即釜底抽薪。行清法之代表，用于各种热证，如口臭、胃中灼热、牙龈肿痛、小便短赤、口舌生疮、大热、大汗、大渴、烦躁等。

退下六腑与推上三关，一尺一桡，一寒一热，一泻一补，均为临床要穴。古人认为二穴其性猛烈。临床常两穴合用。治热证、实证，以退六腑为主，推三关次之（退三推一）；治寒证、虚证，则以推三关为主，退六腑次之（推三退一）。以防寒热太过，补泻太猛。

足三里穴

【位置】外膝眼下 3 寸，胫骨嵴旁开 1 寸处（见图 6-30）。

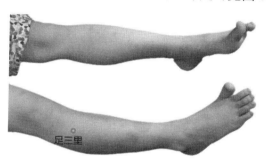

图 6-30　足三里穴

【操作】以拇指指腹按揉之，操作 3 分钟。

【功效】补益脾肾，和胃化积。

【应用】传统保健穴位。常用于脾胃及全身虚弱等证，如消瘦、五迟五软、反复感冒、自汗、哮证缓解期、下肢痿痹。也用于恶心呕吐、腹痛腹泻、厌食、疳积、腹胀等。

丰隆穴

【位置】外踝尖上 8 寸，胫骨前缘外侧 1 寸许，胫骨、腓骨之间（见图 6-31）。

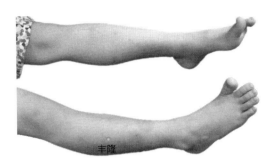

图 6-31　丰隆穴

【操作】用拇指或中指指腹揉之，操作 1 分钟。

【功效】化痰浊。

【应用】化痰要穴，用于痰浊所致之痰鸣、气喘、咳嗽及下肢痿痹等。

哮喘的辨证推拿治疗

1. 发作期

（1）寒哮

证候：咳嗽气喘，喉间有痰鸣音，痰多白沫，形寒肢冷，鼻流清涕，面色淡白，恶寒无汗，舌淡红，苔白滑，脉浮滑。

治法：温肺散寒，化痰定喘。

处方：上推天门，黄蜂入洞，揉风池、外劳宫、板门、二扇

门，清肺经，推三关、四横纹，补脾土，凤凰展翅，
逆运内八卦，推膻中，拿丰隆。

方义： 上推天门，黄蜂入洞，揉风池、二扇门，推三关，以
祛风散寒、开腠发汗；清肺经，推膻中，拿丰隆，以
宣肺降气、祛痰平喘；逆运内八卦，推四横纹，凤凰
展翅，揉外劳宫，以温里散寒、化痰降逆；补脾土，
揉板门，以健中运湿，而除顽痰。

（2）热哮

证候： 咳嗽哮喘，声高息涌，咯痰稠黄，喉间哮吼痰鸣，胸
膈满闷，身热，面赤，口干，咽红，尿黄便秘，舌质
红，苔黄腻，脉滑数。

治法： 清肺化痰，止咳平喘。

处方： 清肺经、脾经、板门、天河水，退六腑，水底捞月，
逆运内八卦，推四横纹，揉内劳宫、掌小横纹，按弦
走搓摩，苍龙摆尾，下推膻中，拿丰隆。

方义： 清肺经、板门、天河水，退六腑，水底捞月，以清热
泻火；下推膻中，拿丰隆，以宣肺降气、化痰平喘；
逆运内八卦，推四横纹，按弦走搓摩，苍龙摆尾，揉
内劳，以清热除痰、行气降逆；清脾土，揉掌小横纹，
以健运除湿、消弭顽痰。

（3）外寒内热

证候： 恶寒发热，鼻塞喷嚏，流清涕，咯痰黏稠色黄，口渴
引饮，大便干结，舌红，苔薄白，脉滑数。

治法：解表清里，定喘止咳。

处方：揉一窝风，顺运内八卦，平肝清肺，清天河水，推四横纹，分腹阴阳，揉足三里、双天枢，捏脊。

方义：揉一窝风、顺运内八卦、平肝清肺、清天河水，共奏解表发汗、宣肺化痰之功；推四横纹、分腹阴阳、揉足三里、双天枢、捏脊，可行气理气、消积导滞，以清内热。

（4）肺实肾虚

证候：病程较长，哮喘持续不已，动则喘甚，面色欠华，小便清长，常伴咳嗽、喉中痰吼，舌淡，苔薄腻，脉细弱。

治法：泻肺补肾，标本兼治。

处方：清肺经、推膻中、拿丰隆、补肾水、揉外劳、补肾经、揉肾俞。

方义：清肺经、推膻中、拿丰隆，以宣肺降气、祛痰平喘；补肾水、揉外劳、补肾经、揉肾俞，以补肾培元、固肾纳气。

2. 缓解期

（1）肺脾气虚

证候：气短多汗，咳嗽无力，常见感冒，神疲乏力，形瘦纳差，面色苍白，便溏，舌淡，苔薄白，脉细软。

治法：健脾益气，补肺固表。

处方：补脾土、肺金、肾水，揉板门、外劳宫，推三关、四横纹，运内八卦，按弦走搓摩，猿猴摘果，揉肺俞、足三里。

方义：补脾土，揉板门、足三里，猿猴摘果，以补脾和胃、健运消积；补肺金，揉肺俞，推三关，以益气补肺固表；补肾水，揉外劳宫，以补肾培元；运内八卦，推四横纹，按弦走搓摩，以行气和血。

（2）脾肾阳虚

证候：面色㿠白，形寒肢冷，脚软无力，动则气短心悸，腹胀纳差，大便溏泄，舌淡，苔薄白，脉细弱。

治法：健脾温肾，固摄纳气。

处方：补肺经、补脾经、补肾经，揉肺俞、揉脾俞、揉肾俞，推三关，推揉膻中，摩揉丹田，揉足三里，揉命门。

方义：补肺经、补脾经、补肾经，配以揉肺俞、揉脾俞、揉肾俞，可达补气益肺、健脾温肾之效；推三关、推揉膻中、摩揉丹田、揉足三里、揉命门，可温肾补阳，以固摄纳气。

（3）肺肾阴虚

证候：面色潮红，咳嗽时作，甚而咯血，夜间盗汗，消瘦气短，手足心热，夜尿多，舌红，苔花剥，脉细数。

治法：养阴清热，补益肺肾。

处方：补肺经、补肾经，揉肺俞、揉肾俞，清天河水、揉二马、揉三阴交。

方义：补肺经、补肾经，配以揉肺俞、揉肾俞，可补益肺肾之阴；清天河水、揉二马、揉三阴交，则可清热兼以养阴。

第七章
虚邪贼风，避之有时
——养护与康复

哮喘的三级预防

大家都知道得了哮喘不好治，那么有没有什么好的方法可以减少哮喘的发生？世界卫生组织曾提出了"哮喘的三级预防方案"，旨在从不同阶段指导大家的日常生活和治疗，以减少哮喘的发生和复发。

一级预防，即早期干预，旨在哮喘发病前对易感个体采取相应预防措施，以阻断其发展为哮喘的进程。有研究发现，在妊娠晚期，孕妇接触高致敏性物质（如花粉、宠物毛发、灰尘等）、特定食物（如海鲜、牛羊肉等）、病毒感染，或是遭受吸烟等不良环境因素，都会增加胎儿出生后发生喘鸣及哮喘的风险。而上述风险因素通过积极预防，都是可能避免的。

除此之外，食物过敏与儿童哮喘的发生也有密切关系。有专家指出，在婴儿出生后进行4~6个月的母乳喂养，可减少婴儿过敏性疾病的发生，降低2岁内儿童特应性皮炎（如湿疹）及牛奶过敏的发病率。需要注意的是，母亲在母乳喂养时也应避免食用容易致敏的食物。当婴儿4~6月龄时，很多家长就会给宝宝添加辅食了。这是非常正确及必需的，这个时期给宝宝添加辅食，不仅能使营养丰富均衡，满足宝宝生长发育的需要，而且由于逐渐增加了食物的种类和数量，还能增强机体对食物的免疫性，减少食物过敏的发生。

现在，为了减少食物过敏的发生，很多家长都喜欢查"过敏原"，但检查完反而有了更多的疑惑——"我家孩子以前一直吃鸡蛋，最近查了过敏原，发现对鸡蛋过敏，孩子还能吃鸡蛋吗？""我家孩子查出来对小麦过敏，那他是不是平时连面食都不能碰了呢？"其实，并不是这样的，过敏原检查提示对某种食物过敏，但儿童食用后并未出现相应过敏表现的，不主张过分忌食。当检查所提示的致敏食物，儿童进食后确实出现了相应的过敏症状，比如口周或身上出现瘙痒性红斑，或腹泻，甚至出现憋喘、呼吸困难，那么确实需要对这种食物进行忌口。还有一种情况是，虽然做了几十项过敏原检查，结果都是阴性，但受检儿童一喝牛奶或一吃鱼虾，身上就出皮疹，或腹泻，或咳嗽加重、喘憋、呼吸困难，那肯定就是对这种食物过敏，必须要忌口的。个人生活经验中总结出来的过敏原，有时比检查发现的过敏原更加真实可靠。

二级预防，是指早期诊断、早期治疗，采取及时、长期、规范的药物治疗，防止疾病加重。当儿童出现反复的咳喘，或虽无喘憋，但咳嗽长久不愈或伴有胸闷、经常性打喷嚏、流清水鼻涕时，就需注意是不是有哮喘，应及时去医院就诊，明确诊断。如确诊为哮喘，则需要选择合适的药物进行及时、长期、规范治疗，以避免疾病进一步加重或反复发作，以免影响儿童的生长发育。有研究发现，同为规范吸入糖皮质激素治疗哮喘患儿，病程越短，治疗后肺功能恢复越好；反之，病程越长，肺功能恢复越差。简言之，治疗后肺功能改善的情况与病程长短呈反相关。所以，哮喘一经诊断，应积极进行治疗，防止疾病加重。

三级预防，即在个体已经确诊哮喘后进行的预防性措施，旨在促进其功能恢复，预防疾病恶化和发生其他更严重问题，减少并发症，提高生活质量。这些预防性措施，除包括坚持缓解期的规范治疗外，还包括哮喘患儿的自我管理，如坚持体育锻炼增强体质、避免接触诱发因素（如高致敏食物、药物、尘螨、花粉、烟雾、刺激性气体、冷空气，或发生呼吸道感染，进行剧烈运动及出现较大情绪波动）等。具体该怎么做呢？请详见下一节内容。

哮喘的管理与教育

上面提到做好哮喘患儿的管理工作，对于控制哮喘的发展、减少复发、提高生活质量都是至关重要的。鉴于哮喘需要坚持日常预防和长期治疗，患儿家长在哮喘防治过程中所发挥的作用是非常关键的，因为对哮喘患儿的日常管理与教育，几乎完全需要由家长们执行。家长朋友们需要做些什么呢？

（1）**了解哮喘这种疾病**　现在人们接受知识的途径越来越丰富，也越来越便利，家长可以通过医院定期举办的科普讲座或是经医生认证的公众号、短视频平台等来了解哮喘的相关知识。但切忌人云亦云，也不要妄信网上的某些"危言耸听"或是"神丹妙药"，而要综合了解，理性判断。

（2）**了解自己孩子的病情**　积极与自己孩子的主管医生沟通，了解孩子的病情、用药规划，并在孩子用药时做好监督与指导工作（这点在吸入激素治疗时是非常重要的）。同时，家长们还要培养记录"哮喘日记"的习惯。哮喘日记是哮喘管理和康复过程中的一个重要工具，能够协助患儿家长系统性地记录患儿的哮喘症状、用药情况、环境因素及生活事件，进而为医生提供病情评估与治疗方案调整的依据，亦能增进患儿家长对患儿哮喘状况的认知。通常，哮喘日记内容非常详细，形式可依据患儿病情而定，可参考下面的范例（见表 7-1）。

表 7-1　哮喘日记范例

日期：	症状	用药	PEF
白天咳嗽	无 / 偶咳 / 阵咳（有 / 没有）咳吐 / 咳醒		
白天喘息	无 / 有因喘憋（有 / 没有）活动减少		
夜间咳嗽	无 / 偶咳 / 阵咳（有 / 没有）咳吐 / 咳醒		
夜间喘息	无 / 有因喘憋（有 / 没有）影响睡眠		
其他症状	鼻塞（　　　）流清涕（　　　）喷嚏（　　　） 其他：		
加重 / 发作诱因			

通过每日定时记录哮喘日记，以形成系统的数据，有助于医生分析病情。记录过程中应确保对患儿症状和用药情况的客观反映，避免夸大或缩小事实。定期将哮喘日记内容分享给医生，以便医生根据患儿情况调整治疗方案。通过回顾哮喘日记，进行自我反思，分辨可能诱发哮喘的因素，从而在日常生活中尽量规避这些因素。哮喘日记作为哮喘患儿康复过程中的重要抓手，不仅有助于患儿家长与医生共同监控病情和调整治疗方案，而且能够增进患儿及家长对哮喘状况的理解。因此，建议哮喘患儿家长养成记录哮喘日记的习惯，以实现对患儿哮喘状况的有效管理。

（3）避免接触诱发因素　孩子如果对花粉过敏，在百花盛开或是柳絮飞扬的季节，家长需要随时为孩子备好口罩。孩子如果对尘螨过敏，家长需要做好家庭卫生，而且尽量避免当着孩子的面扫地扫床。孩子如果对某类食物过敏，家长应尽力避免孩子食入甚至接触这类食物，对零食或食物中的添加剂，家长也需要格外关注。

（4）**坚持适量运动**　适量的户外运动能提高孩子的免疫力，增强他们对冷、热环境的耐受性，有利于控制哮喘。所以，在此建议广大家长朋友们，每天带孩子在户外活动1小时吧，既能锻炼身体，又能增进亲子交流，何乐而不为？

（5）**帮助孩子树立信心**　哮喘是一种慢性疾病，需要长期用药，孩子往往很难坚持。这时就需要家长的鼓励与引导，帮助孩子树立战胜疾病的信心。同时，家长也要乐观积极，不要把焦虑情绪传递给孩子。

工欲善其事，必先利其器——峰流速仪

大家都知道，"肺功能"是一项反映哮喘患儿病情控制情况的重要指标，但由于只能在医院才能进行检查，有时对患儿及家长而言非常不方便。不少家长曾询问过我，有没有一种装置能让他们在家中自行为孩子监测肺功能？还真有，那就是"峰流速仪"。峰流速仪是一种通过测试最大呼气流量来反映肺功能的简便装置，具有使用便捷、精准度高、价格低廉的优势，适合哮喘或慢性支气管疾病患儿在日常生活中监控病情。

呼气流量峰值（PEF）是指人用力呼气时产生的气流最大流速值，是肺功能中的一项重要指标。它能客观地反映哮喘患儿气流阻塞程度，从而监测哮喘病情的控制情况。

呼气峰流速仪的使用方法大致如下。

① 将指针拨到标尺"0"，监测过程中握持峰流速仪的手指应避免碰触指针而影响其活动。

② 患儿站立位，深吸气。

③ 将峰流速仪的含嘴放入患儿口中，嘱其用口唇包紧含嘴，并用力快速呼气。

④ 家长记录指针所指的数值，然后将指针拨回"0"。

⑤ 连续 3 次重复以上步骤，将 3 次测量中最高数值（即最佳值）记录下来。

使用峰流速仪的过程中，有几点问题需要注意。

① 患儿深吸气后，要用最大的力气和最快的速度呼气，像吹生日蛋糕的蜡烛一样。一般 6 岁以上的儿童能很好地做到这点。

② 嘱咐患儿不要将空气从含嘴旁漏出。

③ 嘱咐患儿不要用舌头堵住部分含嘴孔。

每天，患儿起床后和入睡前各监测 3 次，分别记录所测得的最佳值。判断最佳值，可参考下面的两种方法。

① 用患儿实测的最佳值分别与同龄同性别人群正常均值的百分比、日间变异率相比较。

如患儿实测最佳 PEF ≥ 同龄同性别人群正常值的 80%（即 PEF ≥ 80% 预计值），且每日 PEF 变异率 ≤ 20%，则提示该患儿哮喘控制尚可。如患儿实测最佳 PEF ≥ 80% 预计值，但每日 PEF 变异率在 20%~30% 之间，则提示该患儿哮喘为轻度。如患儿实测最佳 PEF ≥ 60%，但 < 80% 预计值，每日 PEF 变异率 > 30%，则提示该患儿哮喘为中度。如患儿实测最佳 PEF ≤ 60% 预计值，每日 PEF 变异率 > 30%，则提示该患儿哮喘为重度。

PEF 正常均值（预计值，L/min）需要根据患儿性别、年龄、身高计算，公式如下：

男孩　5.29× 身高 (cm)−427.1

女孩　4.94× 身高 (cm)−397.8

每日 PEF 变异率的计算公式如下：

$$每日\ PEF\ 变异率 = \frac{每日最高\ PEF - 每日最低\ PEF}{1/2\ (每日最高\ PEF + 每日最低\ PEF)} \times 100\%$$

② 有的患儿症状控制良好，但是用力呼气做得不好，峰流速值达不到均值，这种情况下可根据"个人最佳值"来判断病情。个人最佳值是指在很好地控制哮喘两周以上，没有任何哮喘症状，患儿自我感觉良好的情况下，认真测量 PEF 两周所得的最高数值。

峰流速仪的操作方便，价格也便宜，哮喘患儿家庭可自备一个，每天定时为患儿监测 PEF 值，并将其记录在哮喘日记或绘成图表。就诊时将峰流速记录表交给医生查看，有助于医生掌握患儿的哮喘发作规律，并根据 PEF 的变化及时调整用药，有利于患儿病情的控制与治疗。

哮喘的情绪管理

儿童心智发育尚不成熟，情绪管理能力较差。许多研究表明，剧烈的情绪变化（如愤怒生气、大哭大闹等）作为一种内源性刺激，与外源性刺激（例如霉菌、粉尘等）一样，也能诱发或加重哮喘发作。

此外，哮喘急性发作时出现的胸闷、气喘、剧烈咳嗽，甚至呼吸困难，如同被人掐住脖子的感觉，会使患儿感到紧张和恐惧；哮喘的反复发作，不断强化了这些症状的身体记忆，即使在发作间歇期有些患儿依然会感到紧张，担心不舒服的症状会再次出现；同时，很多哮喘患儿的家长长期处于对患儿健康的担忧情绪中，比一般儿童的家长表现出更多的焦虑和悲观情绪，在很大程度上也影响了患儿的情绪，使他们也处于紧张焦虑情绪中。这些负面情绪，都不利于疾病的康复。

所以，在哮喘的防治过程中，哮喘患儿的情绪管理也是非常重要的一环。首先，医生一定要与哮喘患儿及家长充分沟通，使其认识到只要积极配合医生的治疗，这个病是可以治好的。其次，家长需要配合医生，为患儿树立战胜疾病的信心，让患儿明白医生是来帮助自己的，只要坚持治疗就能缓解痛苦的症状，打败疾病。在整个治疗过程中，家长和患儿都要有积极乐观的态度，同时家长要营造良好的家庭氛围，夫妻和睦，亲子交流良好，其乐融融，这样能使患儿有足够的安全感，情绪稳定。最后，家长可以多带患儿进行适度的户外运动，不仅可以增强体质，提高其免疫力，还能放松精神，愉悦心情，改善睡眠，对患儿的身心都非常有益。情绪管理得当，可以有效减少哮喘的发作。

🫁 哮喘的心理管理

哮喘是一种需要长期治疗和定期随访的疾病，在漫长的用药、就医过程中，很多患儿易出现焦虑、悲观、抗拒的心理。有些患儿症状反复出现，尽管连续用药数月甚至数年，却依然难见改善，便开始担忧自己的病是否无法治愈；而有些患儿不愿意长期用药，甚至会悄悄扔掉本该服用或吸入的药物，却欺瞒家长和医生说已经按时用药。所以，作为与患儿们日夜生活在一起的家长们一定要多关注孩子的心理状态。家长们可以多带大龄患儿参加正规的哮喘科普讲座与活动，使其树立战胜疾病的信心；对小龄患儿，家长可以通过讲故事的方式，使其认识到只要积极配合医生治疗，哮喘是可以治愈的。同时，家长要注重与患儿的交流沟通，及时发现他们在治疗过程中的困惑，及时给予安慰、解释、鼓励、指导，使其明白坚持用药的必要性，变消极心理为积极心理。此外，家长多带哮喘患儿参加户外活动，既能锻炼身体，又能缓解焦虑、抑郁心情，一举两得。

🫁 不妄作劳——哮喘的运动管理

很多家长认为"运动可以诱发哮喘"，所以既不让孩子上体育课，也不让孩子参加课外活动。这种做法对吗？

诚然，剧烈运动可诱发哮喘发作，但运动的匮乏也有可能导致患儿运动能力下降及生长发育不良。所以，我们提倡适当运动锻炼，这样能提升患儿胸廓的活动度，改善心、肺功能，增强患儿体质及抗病能力，进而减少哮喘反复发作；还能使哮喘患儿通过参加集体运动，增强集体观念及促进心理健康，避免其形成孤僻或自卑的性格。

现在国内外专家都将适当运动作为儿童哮喘管理的重要组成部分，在哮喘药物治疗的基础上，运动疗法也是治疗哮喘的重要一环。哮喘患儿在进行运动锻炼时，需要注意哪些方面呢？下面重点来喽，家长朋友们赶快记下来。

（1）**选择合适的运动项目**　哮喘患儿不宜进行剧烈运动，如快跑、足球、篮球、排球、滑雪等，都容易诱发哮喘发作，其中，快跑是最容易诱发哮喘发病的运动之一，故哮喘患儿应避免参加上述运动。他们可以选择一些全身性保健活动，如广播体操、太极拳、散步等；夏天可进行游泳训练，但需注意训练时间不宜过长，水温适宜，避免着凉；病情轻、体力好的患儿可选择登山、慢跑等运动。如果患儿的哮喘已经得到长期控制，平时没有任何不舒服，原则上不反对有条件者参加竞赛性项目。

（2）**选择合适的运动场所**　哮喘患儿进行锻炼时应避免在可能接触过敏原的场所，如对花粉过敏的患儿，不宜在公园花丛、树木过多的地方锻炼；雾霾等空气质量较差时不宜户外锻炼。由于运动后呼吸次数增加，会加重呼吸道水分和热量的丢失，在寒冷干燥的地方尤其严重，可导致呼吸道黏膜渗透性增加，从而易诱发支气管痉挛哮喘发作。故运动时不宜在风大、寒冷或潮湿阴冷的地方进行。家长还要嘱咐患儿尽量用鼻呼吸而不用口呼吸，或戴口罩以起到加温、保湿作用，可预防哮喘发作。

（3）**运动前的准备**　哮喘患儿在病情得到控制、无反复发作时可以进行适度的运动。在运动前一定要做好准备活动，热身运动最好在 10~20 分钟，可选择步行或广播体操，使身体适应活动强度后，再进行慢跑、游泳等运动。

对于有运动性哮喘的患儿，可在运动前预防性用药，如吸入 $β_2$ 受体激动剂，吸入 10 分钟后再进行活动，可以有效避免哮喘发作。

（4）**合理控制运动强度**　哮喘患儿的体育锻炼要遵循"先慢后快，先弱后强"的原则。开始运动时宜采取较慢速度、较低强度，而后酌情提高，循序渐进，切忌急于求成。如慢跑，开始时，单次跑步距离控制在 300 米左右，然后逐渐增加，速度也可越来越快。游泳时，每次下水游 3~5 分钟后休息 3~5 分钟，如此重复 4~6 次，以后逐渐增加游泳时长。

不管采取哪种运动形式，运动强度都应控制在患儿运动时最高心率比平时增加 60%。如哮喘病情控制良好，没有发作，以后可逐步提高。也可采用运动后净增脉搏数百分比计算，计算公式为：

$$运动后净增脉搏数百分比 = \frac{运动后脉搏数 - 运动前脉搏数}{运动前脉搏数} \times 100\%$$

当患儿运动后比运动前脉搏数的增加在 41%~70% 时，为中等运动强度，最为适宜。

（5）**合理控制运动时长**　患儿开始运动时，运动量不宜过大，持续时间不要太长。每次锻炼时间为 30~45 分钟，不适应者可先从 5~15 分钟开始，以后逐渐延长。根据患儿的体质及运动能力循序渐进，以微微出汗为宜，不可大汗淋漓。运动应持之以恒，才能达到锻炼效果。

饮食有节——哮喘的饮食管理

所谓饮食有节，是指饮食要有节制。它包括两层含义，一是指进食的种类和数量要有节制，二是指饮食的时间要有节律，也就是说进食应定时定量，养成良好的饮食习惯。

1. 饮食有节制

（1）忌食"发物"　即食用后能引起旧病复发或新病加重的食物，其范围较广，常见的如奶制品（如牛奶、奶粉）、鸡蛋、海鲜（如鱼、虾、蟹、贝）、牛羊肉、坚果（如花生、芝麻）、豆类（如黄豆、绿豆、红豆）、小麦谷类（如面粉）、某些蔬菜水果（如蘑菇、番茄、辣椒、韭菜、芒果、桃）等。如果哮喘患儿吃了某种食物后随即出现了咳嗽，或原有咳喘症状明显加重，家长们可先将这种食物列为可疑过敏食物，待咳喘症状缓解后，再次少量摄入该食物，如又出现咳喘发作或加重，即可确认这种食物就是该患儿的致敏食物，以后应避免食用。当然，前提是患儿吃了这种食物，不会出现明显的呼吸困难，如果症状很严重，那这种食物就需要直接拉入"黑名单"了。

（2）忌寒凉生冷或辛温大补　众所周知，哮喘患儿大多为正气亏虚或肺脾不足的体质，进食寒凉生冷食物，如冷饮、冰激凌、凉茶等容易伤及机体阳气，诱发气管痉挛，从而引起哮喘发作，或造成其本身的虚寒症状加重。大多数家长在孩子进食寒凉方面的管理做得都比较好。但是，有些家长认为自己孩子身体弱，易生病，或是长得瘦小，便每天给孩子吃海参、蛋白粉或其他保健品等。这些都是不被提倡的。因为大部分补益之品都属于温燥或滋腻之品，过度食用，反而滋腻碍胃，影响胃口，更不利于儿童消化吸收，容易引起消化不良或积食。所以，儿童的健康饮食应该既有五谷杂粮，又有肉蛋蔬果，均衡合理，才是最好的。

（3）宜清淡，忌辛辣油腻食物　哮喘患儿饮食宜清淡，不宜过咸或过甜。诸如巧克力、泡芙、奶油蛋糕、糖果等小零食，味道甜美丰富，大人孩子都喜欢吃。但这类食物恰恰都容易刺激气管，增加支气管的高反应性，从而诱发哮喘。油腻食物还会加重患儿消化道负担，引发积食、生痰，痰多则气道不畅，出现咳喘，或是喉间痰鸣。此外，辛辣食物或香辛料，如辣椒、胡椒、茴香等具有刺激性，也会刺激气管，诱发哮喘，应尽量避免患儿进食。所以，四川火锅、麻辣香锅、辣条之类，均应列入"忌口"范围。

2.饮食有节律

患儿应养成按时吃饭的习惯。饥饱无度，挑食偏食或暴饮暴食，都容易损伤脾胃。脾胃不好，则营养吸收不好，还会导致患儿免疫力低，容易生病。同时，中医理论认为，人体与自然界是相互影响的，四时气候的变化可以影响人体健康，自古就有"四时调摄"的养生方法，故不同季节的饮食偏重也有差别。

比如春季，万物萌生，阳气升发，人体阳气也随之升发，此时可食用大葱、芫荽、豆豉、大枣等升发阳气的食物。夏季，万物生长茂盛，阳气盛而阴气弱，此时应少食辛甘燥烈之品（如辣椒、羊肉）以免伤阴，多食甘酸清润之品，如绿豆、青菜、乌梅、西瓜等。秋季，是果实成熟的季节，天气转凉，气候多燥，饮食要注意少食辛燥之品，如辣椒、生葱等，可食用芝麻、糯米、粳米、蜂蜜、枇杷、甘蔗、菠萝、乳品等濡润食物。冬季，万物潜藏，气候寒冷，宜保阴潜阳，适合吃羊肉、木耳等温热之品。

穿衣有方——哮喘的衣着管理

对于哮喘患儿来说，"穿衣有方，春捂秋冻应有度"尤为重要。不当的穿衣方式，可能成为哮喘症状的诱发因素，甚至加剧病情。

"春捂"，是指在春季气温逐渐回升时，不宜急于减少衣物，而应适当保持较厚的着装以保暖防寒。因为春季气候多变，早晚温差较大，过早减少衣物可能导致患儿身体难以适应温度波动，从而增加罹患感冒等疾病的风险。因此，春季着装应特别注意"捂"住身体的关键部位，如腰部、背部和脚部，这些部位易受寒冷侵袭，适当的保暖措施有助于维护整体健康。

"秋冻"，则是指在秋季气温逐渐下降时，不宜急于增加衣物，而是应适度地让身体"冻"一下，适应较低的温度，以增强抗寒能力。当然，这里的"冻"并非指穿着极薄，而是相对于夏季而言，秋季的着装可以适当单薄，使身体逐步适应温度下降。不过，也要根据个人体质和实际气温变化适当调整，避免因着装过于单薄而引发感冒等疾病。

"应有度"，则强调了穿衣的适度原则。无论是"春捂"还是"秋冻"，均需依据气温变化及个人状况合理选择衣物的厚度与款式。避免盲目追随潮流或追求时尚而忽视了保暖需求。同时，应确保衣物的舒适度和透气性，防止因穿衣不当而引起身体不适。

总而言之，哮喘患儿在"春捂""秋冻"的过程中需要特别注意穿衣的适度原则。既要保暖防寒，又要避免过度穿衣导致的不适和疾病风险。此外，还要选择舒适的衣物、保持室内清洁和避免接触过敏原等，以维护患儿的身体健康。

居室内尘螨的防治

尘螨是儿童哮喘最常见的过敏原之一。尘螨属于节肢动物门蛛形纲，它们以人类的皮屑为食，主要寄生于室内物品，包括亚麻制品、软垫家具、地毯、窗帘等，尤其在枕头和床垫中较为常见。尘螨的生存与繁殖最适宜的温度范围为15℃至35℃，湿度范围为55%至75%。通过实施恰当的预防措施，可以有效减少尘螨对哮喘患儿过敏症状的影响。然而，常规的清洁方法并不足以达到预防效果，必须采取特定的清洁措施。

（1）维护环境卫生 定期进行居室清洁，尤其注意清扫角落及家具底部；保持室内空气流通，每日定时开窗通风，以减少室内尘螨浓度；经常使用湿布擦拭以去除灰尘，避免在室内存放报纸和杂志。

（2）床上用品的管理 定期使用热水洗涤床单、被套和枕套，并在阳光下暴晒；采用防螨床垫、被罩、枕套等；对于无法水洗的物品如棉被、床垫，可定期在室外阳光下暴晒并拍打，亦可使用无致敏性的化学纤维被罩、床垫和枕头；建议每年更换枕头；建议使用易于清洁的家居装饰，室内装饰应减少纯装饰性家具和结构繁复的壁挂，可选择便于清洗的纯棉材质的窗帘。

（3）减少毛绒物品的使用　不摆放毛绒玩具，避免使用毛绒地毯等易滋生尘螨的物品。

（4）运用空气净化技术　在条件允许的情况下，室内可使用空气净化器，有助于清除空气中的尘螨过敏原。

居室内霉菌的防治

霉菌是真菌的一种，在日常生活中极为常见，容易在潮湿、温暖的环境中生长，最适宜的温度为 18℃~32℃，最适宜的湿度为 65% 以上。在室内，霉菌常广泛分布在空气、地板、墙面、浴室等位置，盆栽植物的土壤也是真菌生长的理想环境。真菌含有菌丝和孢子，两者都可作为过敏原导致儿童过敏，出现喘息、胸闷、喷嚏、流涕等症状。有统计显示，哮喘患儿中对室内霉菌过敏者占30%左右，故防治室内霉菌对于减少哮喘发作，也是很有意义的。大家可以采取以下措施来防治霉菌。

① 生活在温暖、潮湿地区的朋友，可利用空调或除湿机降低室内温度、湿度，减少真菌滋生。

② 生活在气候干燥地区的朋友，或生活在北方的朋友，由于冬天室内暖气充足，温度高而湿度低，大家经常会在房间内使用加湿

器。但注意室内湿度保持在 20%~40% 为宜，因为湿度 50% 以下的环境便可遏制真菌及尘螨的繁殖。

③ 经常开窗，保持室内空气流通，可有效减少孢子的密度。特别是浴室、厨房这种偏于湿热的环境，或是使用中央空调的房间，最容易滋生霉菌，更要注意开窗通风，保持空气流通。

④ 注意清扫发霉的地方。如放在密封盒子里的鞋靴，容易滋生霉菌，要注意清洗。潮湿的浴室、厨房、地下室应注意保持清洁干燥，可定期使用强效杀霉菌剂或肥皂液清洗。用过的拖把要及时晒干。每天清理生活垃圾，防止腐败物滋生霉菌。

🩺 儿童哮喘常用食疗方

自古就有"药食同源"的说法，很多平时常见的食物都有一定的治疗作用，很多药物其实也可以作为食材来吃。哮喘患儿在日常生活中可以通过多吃这样的食物来达到缓解哮喘的目的。下面介绍一些口味好又容易操作的食疗方，感兴趣的家长可以为孩子改善一下食谱。

苏子杏仁生姜粥

配方：紫苏子 10 克，苦杏仁 10 克，生姜 5 克，粳米 60 克，冰糖少许（亦可不用）。

制法：将紫苏子炒爆花，苦杏仁去皮、尖，与生姜分别捣烂混合备用。粳米淘净放锅内，加适量水，慢火煮至七

成熟时加入以上三物，继续煮至烂熟成粥时，加冰糖
少许即成。

功效：降气消痰，散寒邪，止咳平喘。

适应证：症见咳嗽痰多，喉间痰鸣，同时伴畏寒、打喷嚏、
流清涕，恶心欲呕，即偏于寒性的咳嗽。本方不适合用
于口气较臭、大便干燥、舌苔厚，有火热之象的患儿。

白果冰糖南瓜盅

配方：白果（即银杏果）10 克，冰糖 20 克，南瓜 1 个（约
150 克）。

制法：将南瓜顶部开口，挖去一部分瓤，装入白果和冰糖，
再将开口盖好，隔水蒸至烂熟。

功效：敛肺定喘，润肺益气，清热利湿。

适应证：症见咳嗽，有黄黏痰，喉间痰鸣喘息声，属偏于热性
的哮喘咳嗽；亦适用于寒热偏性不明显，但是哮喘时
间较长的患儿。

金荞麦瘦肉汤

配方：瘦肉 100 克，金荞麦 30 克，生姜 1 片。

制法：瘦肉洗净后切块，与金荞麦、生姜一起放入炖盅，加
水适量。隔水炖 1 小时左右。

功效：清热解毒化痰。

适应证：症见咳嗽痰多、有黄黏痰，即偏于热性的哮喘、咳嗽。

川贝蒸白梨

配方：川贝母 6 克（捣碎），白梨 1 个（去核），冰糖 3 克。

制法：将白梨掏空，将川贝、冰糖放入其中，再将梨放入碗

内，隔水蒸熟食用。

功效：润肺养阴，止咳化痰，清热散结。

适应证：症见咳嗽有黄痰，或干咳少痰、痰黏不易吐，或久咳难愈，即痰热咳嗽，或阴虚有热的咳嗽。需要注意一点，不能见咳嗽就用川贝蒸梨，若咳嗽初起，有喷嚏、流清涕的时候便不适合。

橄榄贝母汤

配方：橄榄 2~3 枚，川贝母 3~5 克。

制法：将橄榄打碎，与川贝母一起放入炖盅，加水适量。小火隔水炖 30~60 分钟。

功效：化痰止咳，润肺养阴。

适应证：症见咳嗽有黄痰，或干咳少痰、痰黏不易咳吐，或久咳难愈，即痰热咳嗽，或是阴虚有热的咳嗽。

鸡蛋核桃炸猪腰

配方：鸡蛋清 100 克，核桃仁 60 克，猪腰（猪肾）400 克，葱、姜、盐、料酒、花生油各适量。

制法：将猪腰对剖去网膜，切成腰花，加入料酒、葱花、姜末拌匀腌半个小时，捞出沥干。核桃仁用水浸泡、去皮，在五成热的油锅中炸酥，取出沥油。锅中放油烧至五成热时，将切好的猪腰花捧在手心上，再放上一块核桃仁，用腰花包拢，均匀地抹上鸡蛋清，入油锅炸至金黄捞出。炸完后将油烧至八成热，把全部材料下锅，复炸至深黄色，捞出沥油，装盘即可食用。

功效：补肺益肾，下气定喘，润燥化痰。

适应证：症见咳喘日久，或平时容易生病，体质相对较差，动则咳喘。本方不适合平时易有口气、腹胀、大便干燥的偏于热性的患儿，也不适合喉间痰盛者。

薏米百合猪肺汤

配方：薏苡仁 25 克，百合 15 克，猪肺 1 只，料酒、盐、胡椒粉、味精等各适量。

制法：将薏苡仁淘洗干净；百合去皮、根，洗净切碎；猪肺用清水冲洗干净，温水去腥后，切成小块。把此三味一同放锅内，加水适量，大火煮沸后，改小火再煮 40 分钟至烂熟，加入调料即可食用。

功效：清热利湿，补肺润肺，止咳平喘。

适应证：症见哮喘日久，有黄脓痰，或干咳少痰、痰黏难咳、声音嘶哑。本方不适合平时就畏寒、手脚发凉的阳虚患儿。

银耳麦冬羹

配方：银耳 10 克，麦冬 10 克，冰糖适量。

制法：将银耳放入碗中，以温水浸泡 1 小时，待发胀后去蒂洗净。将麦冬加水煮 20 分钟，去渣留汁。将银耳撕成片状，与冰糖一起加入麦冬汁中以小火炖 1~1.5 小时，以银耳炖烂为佳。

功效：养阴润肺。

适应证：症见干咳痰少，痰黏不易咳吐，或痰中有血丝，声音嘶哑，口干。

山药粥

配方：山药 30 克，粳米 100 克。

制法： 加水适量煮粥。

功效： 补益肺脾。

适应证： 哮喘缓解期，无明显咳嗽、喘憋等不适时可食用。
山药有很好的健脾养胃、补肾润肺的作用，适合所有
人食用。只要对山药不过敏，不论煮粥还是炒菜，都
适合儿童食用。

莲子山药瘦肉粥

配方： 莲子 25 克，山药 30 克，瘦肉 50 克，粳米 100 克，食
盐少许。

制法： 瘦肉洗净后切块，与莲子、山药、粳米加水适量煮粥。
出锅加少许食盐即可食用。

功效： 补肺健脾。

适应证： 哮喘缓解期，无明显咳嗽、喘憋等不适时可食用。
莲子有补脾养心益肾的作用，和山药一起，能滋养脾
胃肺肾，适合各类人群日常食用。

儿童哮喘常用膏方

哮喘患儿本为正气不足的体质，加之咳喘反复发作，久病更伤
人体正气，故在哮喘缓解期适宜服用膏方调理滋补。医生会根据每
个患儿的病情、体质、辨证开立膏方，多选用健脾、益肺、补肾、
益气、滋阴、化痰的药物，标本兼治、扶正补虚、祛邪治病、调理

气血，从而起到调节儿童免疫力、减少咳喘发作次数的作用。此外，像市场销售的秋梨膏，也属于膏方，具有滋阴润肺止咳的作用，适用于长期咳嗽、有痰质黏难咳，甚至痰中有血丝的阴虚肺热的情况。

膏方疗效确切，口味也不错，适合用于日常的食养。部分膏方制作工艺也比较简单，下面举两个例子，感兴趣的家长可以自己试一下。

秋梨膏

原材料： 梨 2000 克，款冬花 30 克，麦门冬 30 克，百合 30
　　　　克，川贝母 30 克，纯蜂蜜 500 克（参见《本草求原》）。

制作方法： 将梨去皮，切成块，用榨汁机榨出汁，留用；款
　　　　冬花、百合、麦冬、川贝母放进锅内，加水煎制，去
　　　　渣取汁，共煎煮 3 次，合并 3 次的液汁，加梨汁，以
　　　　文火煎熬浓缩至稠黏如膏，添加纯蜂蜜，加热至沸，
　　　　停火待冷，装瓶备用。每次取 15 克，开水冲服，每天
　　　　2 次。

功效： 滋阴润燥，止咳化痰。

适应证： 症见长期咳嗽、干咳少痰，或痰黏难咳，或痰中带
　　　　血丝、口干等阴虚肺热之象。

五汁膏

原材料： 蜂蜜、生姜汁各 200 克，白萝卜汁、梨汁、牛奶各
　　　　100 克。

制作方法： 将生姜、白萝卜、梨，洗净去皮切块，用榨汁机
　　　　榨出汁，再与蜂蜜、牛奶和匀并共熬成膏，装瓷瓶备
　　　　用。一天 3 次，开水冲服。

功效：润肺化痰，壮胃健脾。

适应证：症见长期咳嗽有痰，或痰黏难咳、口干。

形寒饮冷皆伤肺——哮喘患儿切莫贪凉

"形寒饮冷皆伤肺"这一中医理论，强调了寒冷环境及冷饮对肺脏的不良影响。对于哮喘患儿而言，这一理论尤为重要，他们的肺部往往更加敏感，易受外界刺激而诱发哮喘。因此，哮喘患儿切莫贪凉。日常生活中，几点建议供家长参考。

（1）**避免寒冷刺激**　在寒冷季节或天气变化时，哮喘患儿需特别注意保暖，以防受寒。外出时，建议佩戴口罩和围巾，以减少冷空气对呼吸道的直接刺激。另外，室内温度也要适宜，避免过低或过高的温度对患儿造成不适。

（2）**避免冷饮**　哮喘患儿应避免进食冷饮，包括冰水、冰激凌等。因为这些冷饮可能刺激支气管，导致支气管收缩，从而诱发哮喘。建议患儿饮用温水，以维持体温和呼吸道的舒适度。

（3）**合理饮食**　哮喘患儿的饮食应以温热、易消化为主，避免摄入过于寒凉的食物。

哮喘患儿应特别注意避免寒冷刺激和冷饮的摄入，同时合理饮食、增强体质和定期复诊也是预防哮喘发作的重要措施。家长应密切监测患儿的身体状况，及时采取相应措施，确保患儿的健康和安全。

顺应四时——哮喘患儿四季养生

顺应四时，即根据自然界四时气候变化规律来调养身体。这对于哮喘患儿而言，亦格外重要。

1. 春季养生

（1）**饮食调节**　春季阳气升发，哮喘患儿宜保持饮食的多样性，确保摄入足够的蛋白质、碳水化合物、微量元素和维生素。

（2）**生活起居**　维持规律的生活习惯，确保充足的睡眠和适度的室内活动。注意个人卫生，勤洗手，避免接触呼吸道疾病感染者。此外，鉴于春季花粉、柳絮等过敏原增多，建议患儿尽量减少外出，或佩戴口罩以降低过敏原吸入风险。

（3）**运动锻炼**　选择合适的运动项目，如散步、慢跑等，以提高患儿的运动耐受能力和呼吸功能。但需注意，在哮喘急性发作期或呼吸道感染期间，患儿应避免运动。

2. 夏季养生

（1）**饮食调节**　夏季阳气盛而阴气弱，哮喘患儿宜少食辛、甘、燥烈食品，如辣椒、生姜等，以防止过度伤阴。建议多食甘酸清润之品，如绿豆、青菜、乌梅、西瓜等。

（2）**生活起居**　保持室内空气流通，定期开窗通风换气。注意防暑降温，避免长时间暴露在高温环境中。

（3）**运动锻炼** 夏季气温较高，患儿可以选择在清晨或傍晚进行适量运动，如游泳等。游泳不仅可以提高患儿的肺功能，还能增强其免疫力。

3.秋季养生

（1）**饮食调节** 秋季天气转凉，气候多燥，哮喘患儿宜食用柔润食物，同时增加蛋白质和脂肪的摄入，以维持身体正常的免疫功能。

（2）**生活起居** 注意保暖，及时增减衣物，避免感冒。保持室内空气湿润，可以使用加湿器或在室内放置水盆等方法。

（3）**运动锻炼** 秋季是锻炼的好时节，患儿可以选择适宜的运动项目，如散步、慢跑等，以提高身体的耐寒能力和免疫力。

4.冬季养生

（1）**饮食调节** 冬季气候寒冷，需注意补充足够的热量和营养，以抵御寒冷天气对身体的影响。

（2）**生活起居** 保持室内温度适宜，避免过冷或过热。注意通风换气，确保室内空气新鲜。此外，冬季也是流行性感冒等呼吸道疾病的高发期，建议患儿尽量避免前往人群密集的场所。

（3）**运动锻炼** 冬季锻炼可以提高身体的抗寒能力和免疫力。患儿可选择在室内进行适量运动，如跳绳等。若在户外进行锻炼，患儿需注意保暖。

顺应四时，根据四季变化为哮喘患儿提供合理的养生建议，可以帮助他们更好地控制病情，提高生活质量。同时，家长也应密切关注患儿的身体状况，及时采取措施应对可能的哮喘发作。

参考文献

[1] 中华医学会呼吸病学分会哮喘学组 . 支气管哮喘患者自我管理中国专家共识 [J]. 中华结核和呼吸杂志，2018，41(03):171-178.

[2] 夏保京，王少清 . 慢性病管理学 [M]. 上海：第二军医大学出版社，2014.

[3] 陈琼，王风琴，孙欣 . 有氧运动改善哮喘儿童运动能力和生活质量的实验研究 [J]. 广州体育学院学报，2020，40(05):125-128.

[4] 赵欣夏 . 哮喘患者该如何运动 ?[J]. 保健文汇，2020(05):98.

[5] 许尤佳，陈达灿，邹旭 . 中西医结合慢性病防治指导与自我管理丛书：儿童哮喘 [M]. 北京：人民卫生出版社，2015.

[6] 衷影萍 . 不良情绪：哮喘患者之"大敌"[J]. 家庭医学，2018(07):40.

[7] 陈美娇，洪艺琼 . 小儿哮喘患者行心理疏导联合治疗性沟通系统对负性情绪、信效度的研究 [J]. 心理月刊，2020，15(23):88-89.

[8] 李云 . 儿科名医儿童哮喘大讲堂 [M]. 长沙：湖南科学技术出版社 .2018.

[9] 万力生 . 名医教您防治小儿哮喘 [M]. 北京：金盾出版社，2010.

[10] 王荣华 . 支气管哮喘的药膳食疗 [J]. 现代养生，2020，20(11):11-12.